常见疾病护理规范

主编　杨金花　李蕴丽　李衍秦　顾　平　马贵松

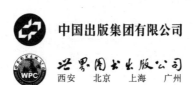

中国出版集团有限公司

世界图书出版公司

西安　北京　上海　广州

图书在版编目（CIP）数据

常见疾病护理规范/杨金花等主编.—西安：世
界图书出版西安有限公司，2023.11
ISBN 978-7-5232-0968-4

Ⅰ.①常… Ⅱ.①杨… Ⅲ.①常见病－护理 Ⅳ.①R47

中国国家版本馆CIP数据核字（2024）第000790号

书　　名	**常见疾病护理规范**
	CHANGJIAN JIBING HULI GUIFAN
主　　编	杨金花　李蕴丽　李衍秦　顾　平　马贵松
责任编辑	胡玉平
装帧设计	济南睿诚文化发展有限公司
出版发行	世界图书出版西安有限公司
地　　址	西安市雁塔区曲江新区汇新路355号
邮　　编	710061
电　　话	029-87214941　029-87233647（市场营销部）
	029-87234767（总编室）
经　　销	全国各地新华书店
印　　刷	山东麦德森文化传媒有限公司
开　　本	787mm×1092mm　1/16
印　　张	10
字　　数	200千字
版次印次	2023年11月第1版　2023年11月第1次印刷
国际书号	ISBN 978-7-5232-0968-4
定　　价	128.00元

编委会

◎ **主　编**

杨金花　李蕴丽　李衍秦　顾　平

马贵松

◎ **副主编**

刘婷婷　温　婷　干　星　武海燕

向　俐　郭　燕

◎ **编　委**（按姓氏笔画排序）

干　星　武汉大学人民医院

马贵松　山东省德州市德城区妇幼保健院

向　俐　湖北省鄂州市中医医院

刘婷婷　临清市人民医院

李衍秦　山东省滨州市无棣县中医院

李蕴丽　金乡县人民医院

杨金花　泰安市中心医院

武海燕　新疆医科大学附属肿瘤医院

顾　平　济宁医学院附属医院（太白湖院区）

郭　燕　淄博市市立医院

温　婷　青岛阜外心血管病医院

Foreword 前言

随着医学科学与相关科学的发展，许多护理专业的新知识、新技术和新方法相继问世，使护理学科面临着多元化的变更，在一定程度上加快了护理模式的转变。再加上护理人员在临床中，既是提供照顾者、管理者、患者利益的维护者，又是咨询者、研究者，因此不仅要有规范的操作技能、敏锐的观察能力、机智灵活的应变能力、较强的综合分析问题和解决问题的能力，还要有获取新知识的意识和创新能力。为了促进临床护理学发展和基层护理人员学习，我们组织编者结合自身经验和近年来临床护理发展新成果，共同编写了《常见疾病护理规范》一书。

本书内容紧扣现代临床护理发展新动向，反映临床护理发展新趋势，既展现了内分泌科、普外科、骨科等科室常见疾病的病因及发病机制、临床表现、护理诊断、护理措施等内容，又陈述了相关疾病在护理过程中使用的新理论、新方法。本书尽力做到贴近临床，力求向广大护理工作者全面而系统地介绍临床护理领域的实用内容，为他们提供一本临床工作参考用书。本书结构严谨、内容充实、重点突出，展示了临床最新、最实用的护理知识和技术，可供广大临床护理工作者、护理教育工作者、在校学生及其他医务工作者阅读并参考。

由于护理学内容繁多，且编者们编写经验有限，故书中难免出现各种疏漏甚或谬误之处，恳请广大读者见谅，并望批评指正。

《常见疾病护理规范》编委会

2023 年 2 月

Contents 目录

第一章　护理学绪论 ·· 1

　第一节　临床护理的发展趋势 ·· 1

　第二节　临床护理的一般原则 ·· 13

第二章　护患关系与沟通 ·· 23

　第一节　护士与患者的关系 ·· 23

　第二节　护士与患者的沟通 ·· 25

第三章　内分泌科护理 ·· 30

　第一节　甲状腺功能亢进症 ·· 30

　第二节　甲状腺功能减退症 ·· 36

第四章　普外科护理 ·· 41

　第一节　胰腺疾病 ·· 41

　第二节　脾破裂 ·· 49

　第三节　急性阑尾炎 ·· 52

第五章　骨科护理 ·· 57

　第一节　肱骨干骨折 ·· 57

　第二节　尺、桡骨干骨折 ·· 60

　第三节　桡骨远端骨折 ·· 61

　第四节　股骨干骨折 ·· 63

第六章　精神科护理 ·· 65

　第一节　精神分裂症 ·· 65

　第二节　网络成瘾症 ·· 83

　　第三节　品行障碍 ‥‥‥‥‥‥‥‥‥‥‥‥‥‥‥‥‥‥‥‥‥ 93

　　第四节　抽动障碍 ‥‥‥‥‥‥‥‥‥‥‥‥‥‥‥‥ 98

第七章　康复科护理 ‥‥‥‥‥‥‥‥‥‥‥‥‥‥‥‥‥‥‥ 107

　　第一节　脑卒中 ‥‥‥‥‥‥‥‥‥‥‥‥‥‥‥‥‥‥‥ 107

　　第二节　帕金森病 ‥‥‥‥‥‥‥‥‥‥‥‥‥‥‥‥‥ 121

第八章　中医科护理 ‥‥‥‥‥‥‥‥‥‥‥‥‥‥‥‥‥‥‥ 128

　　第一节　感冒 ‥‥‥‥‥‥‥‥‥‥‥‥‥‥‥‥‥‥‥‥ 128

　　第二节　咳嗽 ‥‥‥‥‥‥‥‥‥‥‥‥‥‥‥‥‥‥‥‥ 130

　　第三节　胃痛 ‥‥‥‥‥‥‥‥‥‥‥‥‥‥‥‥‥‥‥‥ 135

第九章　手术室护理 ‥‥‥‥‥‥‥‥‥‥‥‥‥‥‥‥‥‥‥ 141

　　第一节　手术室常用无菌技术 ‥‥‥‥‥‥‥‥‥‥‥ 141

　　第二节　手术患者的安全管理 ‥‥‥‥‥‥‥‥‥‥‥ 147

参考文献 ‥‥‥‥‥‥‥‥‥‥‥‥‥‥‥‥‥‥‥‥‥‥‥‥ 150

第一章　护理学绪论

第一节　临床护理的发展趋势

医学的发展是伴随着社会的发展与人类的进步而发展的,医学模式的转变和人类对健康观念的不断更新也是医学发展的必然产物。随着医学模式从单纯的生物模式发展到生物-心理-社会模式,护理也在渐渐地由一门技术性学科向艺术和科学性学科转变。人们对于护理也相应地提出了更新和更高的要求,以往的以医疗为中心、以执行医嘱为工作任务的临床护理已经不能满足患者的需要。疾病谱的不断变化向临床护理提出了新的挑战,人们对于生活质量的追求同时也给临床护理赋予了新的使命与价值。

一、重视护患交流,实施整体护理

随着生物-心理-社会医学模式和心身医学的发展,以患者为中心的整体护理已在逐步取代以往的功能制护理。整体护理的开展对护患交流提出了新的要求,要求临床护士更注重各种患者的心理感受,以及能够采用相应的交流技巧去应对患者的感受,以利于患者身心健康的恢复。护理工作不仅把人看成一个由各器官组成的有机体进行医疗性照顾,还要体现人的整体性,这种整体性不只体现在机体各个系统之间的协调关系上,还体现在机体的心理、生理状态与周围社会、环境变化的适应性上。

(一)整体护理的定义、内涵及意义

1.定义

整体护理是以患者为中心,以现代护理观为指导,以护理程序为基础框架,并把护理程序系统化地用于临床护理和护理管理的工作模式。

2.内涵

整体护理是对于以往护理模式的发展,其理解如下。

(1)生物-心理-社会模式,即从单纯地照顾患者的生活和疾病护理拓展为全面照顾患者的生理、心理、社会方面的需要。

(2)患者不光在住院期间需要护理,在出院后同样需要指导康复,指导自我保护,预防疾病的复发。

(3)护理的对象不只是帮助患者恢复健康,还应包括使健康人更健康。

(4)在人生命的全过程,生、老、病、死的各个阶段都需要护理。

(5)在疾病的全过程中,除患病需要恢复外,如何使垂危患者减少痛苦以及平静地离开人世,也是整体护理开展的范畴。

(6)护理的对象已从个人发展到家庭和集体场所。同时,在对患者进行护理时,临床护士除发挥个人的护理技巧外,还要动员患者所处的家庭、集体给予其充分的关怀和支持。

3.意义

(1)适应疾病谱的变化:由于生活方式的变化和科学技术的进步,由生物病原引起的急性传染性疾病逐渐减少,而与心理、社会因素关系较为密切的心、脑血管病和肿瘤的发病率却明显增高,并成为主要死亡原因。整体护理的开展,满足了患者在心理、社会方面的需要。

(2)适应人类健康观念的转变:健康是每个人所特有的,应具有个人的特征。每个年龄段有不同的生理、心理、社会发展规律,每个人有不同的健康标准,开展整体护理,把患者个体化,能够根据不同患者的需要提供相适应的护理措施。

(3)适应人类对预防重要性的认识:预防工作包括改善卫生条件、免疫接种、合理营养以及改变生活方式等。整体护理的开展,通过对患者进行健康教育,教会患者及家属如何创造最利于健康的条件,为预防并发症以及其他疾病打下基础。

(二)整体护理的现状与具体实施办法

1.现状

目前,整体护理的开展在我国仍处于摸索期,各大医院都在探索一条符合本院特点的发展道路。一般先在医院里设立试点病房,积累一定经验后再逐步扩大试点范围,经过总结改进后再全面展开。三级医院整体护理模式病房率>30%,二级医院>20%,并在以后医院分级管理评审中要求逐渐扩展整体护理。整体护理正在蓬勃开展,必将更健全和适应我国的国情。

2.具体实施办法

(1)制定护理哲理:哲理是探究现实问题的原则和人类行为的本质,也就是一个人思想与行为的价值取向与信念。制定护理哲理,要求护理人员时刻明确自己的工作目标和目的,围绕着这一信念,主动地从思想与业务上完善自我,提高为患者解决问题的能力。

(2)护理人员组织结构:根据病床数、工作人员总数、患者照顾的需要、工作人员的能力及预测工作量表等考虑分组和派班。病房护士长根据病房护士的年资、经验、工作能力等情况将护士分组,每组可设小组长1名,下设组员,组长与组员共同负责一组患者的全面护理。在分派夜班时,也要注意各组组员交替轮派,同时注意组员的相对固定,以利于护士对所管患者的病情及其他情况更加熟悉。

(3)运用护理程序进行整体护理:护理程序是整体护理的基本框架,它包括护理评估、护理诊断、护理计划、执行计划及护理评价5个步骤。护士做的工作都是有理有据的,为准确评价护理的效果,也为了能给护理教学及科研提供有力的事实依据,护士要将所做的工作记录在案。为了让护士把更多的时间投入对患者的护理中去,可制定相应的表格。护士依据患者情况,选择适合患者情况的内容填写,遇有特殊情况时另作补充。

入院评估表:较全面地反映患者入院时身体各个系统的基本状况,既往的健康状况,以及心理、社会各个方面的情况,为护理评估打下基础。

标准护理计划:临床科室可根据本科室的病种、患者常见的并发症以及患者较普遍存在的问题,制定出标准护理计划。

标准教育计划:对主要收治范围内的患者进行健康教育。体现一切以患者为中心的思想,提高患者及家属的防病、治病能力。包括入院宣教,检查前、中、后的教育,心理、饮食、锻炼的咨询,以及疾病的科普知识宣教。

护理记录表:能够简单明了地体现患者病情的动态发展。

护理质量评价表:由小组长或护士长对护理效果进行评价后填写,力求评价客观、准确。评价结果可为制定新的护理计划提供依据。

出院评估及指导:根据出院评估的结果,有针对性地为患者提供出院指导,如在饮食、运动、服药、复查以及性生活等方面提供全面指导。

(三)护患交流的技巧

护士与患者之间存在的是一种特殊的关系。护士作为一个提供帮助者,她的每一句话、每一个动作,都会对接受帮助者产生不同的影响。作为在护患关系中占主导地位的护士,应对患者多产生正面影响,尽量避免产生负面影响。

1.提高自身素质,搞好护患关系

(1)护士本身应该有健康的生活方式。

(2)保持健康乐观的情绪,护士应注意不把生活中的不愉快情绪带到工作中来。

(3)要诚恳,给以温暖和适当的移情。护理工作中护士要以诚为本,让患者感受到你是真心愿意帮助他。适当的移情是护士应尽量了解患者的感觉和经验,并接受和理解他的感觉。

(4)不断丰富与护理有关的人文、社会和行为科学知识。

2.运用沟通技巧,促进护患交流

沟通是遵循一系列共同的原则,将信息从一个人传递到另一个人的过程。有效的沟通应是接受者所收到的信息与发出者所表达的正好相同。掌握并熟练运用沟通技巧,将有效地促进护患交流,也是整体护理对临床护士的一个要求。

(1)语言性沟通:语言在整体护理工作中是一个十分重要的工具。它是护士与患者进行沟通最基本、最重要的工具,也是沟通护士与患者间感情、思想的重要媒介,在进行语言性沟通时应注意:①语言应通俗易懂、简单明确。避免过于专业化的术语和医院常用的省略句,对于严格要求的注意事项,必须明确无误地强调,绝不含糊。②使用礼貌性语言,尊重患者的人格。③使用安慰性的语言,对于患者,护士应给予同情,让患者感觉到护士和蔼可亲。④应用科学的语言。本着对患者负责的态度,实事求是,对疾病的解释和病情的判断要有根据,回答患者问题要合理,不可胡编乱造。⑤语言要有针对性,即要求根据患者个体差异选择相适应的语言,如对于急性重症患者,语言要少而稳重,对于慢性病患者,要给予支持和鼓励性语言。

(2)非语言性沟通:非语言行为又称身体语言,如面部表情、身体姿势、手势及眼神等。非语言信息是一种不很清楚的信息,但往往比语言信息更真实。

(3)沟通的常用技巧:①倾听是为了收集和掌握患者的相关信息。倾听不只是简单地聆听对方的词句,更重要的是在听的同时带来心理活动,注意患者的声音、语调、面部表情、身体姿势、手势等行为,把全部注意力放到患者身上,收集患者全方位的信息。常使用的倾听技巧:注意或参与,为表示在全神贯注地倾听患者的谈话,护士应与患者保持适当的距离(1～1.5 m)。维持松弛、舒适的体位和姿势。保持眼神的交流。避免分散注意的动作,如不时地往窗外看。不打断对方的话或转换话题。不评论对方所谈的内容。重视反馈信息。倾听的同时,用不同的语言或微笑表示在听患者的谈话,表示你很有兴趣听他继续讲下去。②核实是为了核实对所听到和观察到的信息。可采用:复述,即不加判断地把对方的话重复一遍。意述,即用不同的词句复述对方原句所表达的意思。澄清,将一些模棱两可的、不够完整的陈述弄清楚,并试图得到更多的信息。小结,用简单的总结方式将患者的内容复述一遍。反映:是将患者的"言外之意,弦外之音"摆到桌面上来,使他更加明确护士的真实感情。

解决问题的沟通技巧:指以解决问题为目的的沟通技巧,包括收集信息、集中主要问题、总结和提供信息。

其他沟通技巧:①沉默。沉默可给患者思考的时间,让他体会到护士很能理解患者的心情。②自我暴露。一般人喜欢和能开放自我的人相处,并能向自我暴露的人分享自己的感受。因而,在护患交流中,护士适当的自我暴露,能更拉近护患间的距离。③抚摸。在不适于用语言表示关怀的情况下,可用轻轻地抚摸代替,抚摸可使不安的人平静下来。但抚摸要注意性别、社会文化背景等影响因素,以免因抚摸产生负面影响。

(四)护患交流在整体护理中的作用

整体护理把患者看作是一个整体的、社会化的人,这就要求护士在整个护理程序中都能有效地运用沟通技巧。只有在建立了良好的护患关系的基础上,才能全面、准确地收集患者信息,从而为患者提供全面、系统的照顾。

1.改善护患关系,取得患者信任

护理工作的开展,离不开患者的支持与配合。当护士的工作能力在护患交流中得到患者的认可之后,无疑会增加患者对护士的信任度。有效的护患交流可以改善护患关系,帮助护士取得患者的信任。

2.准确收集资料,完善护理

护理工作的目的就是给患者从生理、心理、社会各方面创造最佳的治疗条件,从而促进患者的康复。通过良好的护患交流,取得了患者的信任,在很大程度上帮助护士全面、准确地收集患者资料。在整个护理程序中,收集资料是第一步,也是能否真正护理好一个患者的基础。因而运用一定的沟通技巧,全面获得患者资料就显得至关重要。

3.建立良好的护患关系,增强临床护理效果

作为一名临床护士,在以患者为中心的整体护理中,为患者提供良好的护理,促进患者的健康,同时也可以体现护士本身的人生价值。整体护理的探索性实施,使得患者对护士的看法在逐渐改变。通过护患交流,患者可以感觉到护士

除了亲切、细致以外,也有广博的知识和护理的艺术;也是通过护患交流,护士在主动为患者做了一些有意义的事情后,会感到自己人生价值的升华。因而,良好的护患关系是良好的临床护理效果的基础。

重视护患交流,实施整体护理,是现代临床护理发展的总趋势。护患交流不仅仅是生活上的对话,更重要的是护士要通过提高自身素质,在护患交流中为患者解决实际存在的或有可能发生的问题。

二、老人、慢性病及癌症患者的护理

由于生活水平的提高以及医疗科技的进步,人类寿命普遍延长,人口老龄化已经成为全人类关注的焦点。而社会文明和环境污染的影响,使慢性病、癌症患者与日俱增。这些不但给家庭赡养老人、照顾慢性病患者和癌症患者带来巨大的压力,同时也会给这类特殊人群增加孤独感与无所适从感。因而,重视对老年人、慢性病及癌症患者的护理,摸索出一套针对这类特殊人群有实用价值的护理方案,从而分别将他们集中进行临床护理,也是现代临床护理的新趋势。它不但可以减轻社会的负担,同时也在提高这类人群生活质量、促进其康复上起到促进作用。

(一)重视老年人的护理

1.老年人的特点

(1)生理特点:人过中年以后,身体功能逐渐改变,器官组织逐渐出现退行性变化。此外,人的年龄越大,受外在因素如物理性、化学性、微生物性的伤害也越多,这些因素都会对老年人的生理造成伤害。

(2)社会特点:进入老年后,人类的社会角色都会发生较大的变化。退休、朋友及家人的去世,子女的离开,都会给老年人带来特殊的心理压力。

(3)心理特点:由于生理上和社会角色的变化,老年人的心理也相应会发生很大的变化。做好老年人心理护理在老年人的护理中占有很大比重,因而,了解老年人的心理特点也就至关重要。

失落感:老年人曾经是社会的中流砥柱,在工作中往往处于主导地位。当他们从原来的工作岗位退下来时,他们会觉得自己再也不能如年轻时一样做事情了。这种主导地位也随之消失,这一切都会增加老年人的失落感。

孤独感:老年人是一个特殊的群体,他们面临着更多的分离,这些都会给老年人带来悲伤和孤独的感觉。

落伍感:现代科技突飞猛进的发展带给年轻人的是新鲜和刺激,给老年人带

来的则是落伍感。他们的生理特征决定了他们反应较慢,接受新事物的能力相对较差,导致了老年人的落伍感。

遗憾感:步入老龄后,闲暇时间多了,以往生活中的遗憾会重新浮现到现实生活中来。而要实现年轻时未曾实现的梦想,则比年轻时更难。这种遗憾感不仅体现在老年人有自己未完成的事,还体现在没有兑现他们给别人的承诺。

恐惧感:生老病死虽说是大自然的规律,但当死亡临近时,人会有一个对死亡恐惧的阶段,老年人也不例外。

2.老年人护理的要点

(1)生活上的指导与照顾:由于生理功能的退化,老年人的饮食起居在维护健康上显得更为重要。原则上,护士要指导老年人如何养成良好的生活习惯、合理膳食、适当运动及去掉不良嗜好与习惯。护士要根据老人的不同情况,制定不同的照顾计划。老年人常患慢性疾病,护士要指导老年人如何用药及观察药物的疗效与不良反应。

(2)心理上的安慰与支持:对待老年人,首先要有爱心。在爱心的驱使下,护士要尊敬老人,耐心地倾听老人的倾诉,体贴关怀他们,尊重他们的爱好与习惯,使他们在离开自己的亲人时,仍能从护士这里获得亲切感。由于相同的生活经历,对于生活的相同看法,使得老年人与老年人更易于相处。作为临床护士,要帮助老年人提供寻找同伴的机会,并且协调好老年人之间的关系,让他们在愉快的相处中保持良好的心境。

(3)家庭与社会的支持:人是社会的,老年人也不例外,动员家庭和社会力量来关心、爱护老年人,使老年人得到被认同感和幸福感。给他们创造一定的条件,使他们继续为社会作出贡献。护士还要督促老年人家属与之接触,让老年人感觉自己没有被遗弃。与此同时,护士应鼓励老年人把自己当成生活的一部分,并且保持与各年龄人的联系,使他们拥有自己美好的生活目标。

(二)慢性病患者的护理

1.慢性病患者的特点

(1)生理特点:由于慢性病的长期存在,会导致发病器官的功能逐渐减退直至消失。而一个器官的疾病常会影响其他器官的功能,从而导致慢性病患者机体功能降低,逐渐衰竭。

(2)心理特点:①负罪感。由于长期生病在床,给家人、社会带来了经济、精神上的负担,这些带给患者负罪感。②孤独感。由于健康人都有自己的事业和生活,因而家人在对慢性病患者的照顾上难以面面俱到。家人、朋友的离开,会加重患者的孤独感。③焦虑感。许多慢性病患者在病前身居要职或在家里是领头雁,久病在床,患者会担心家庭、工作方面的情况。由于久病不愈,患者对治疗疾病的信心也会下降,从而对自身状况的焦虑与日俱增。④恐惧感。慢性病患者对死亡的恐惧感。

2.慢性病患者的护理要点

(1)增强患者对护理人员的信赖感:慢性病患者对于自身的疾病都有一定了解,从而提出一些专业性较强的问题,这就给护理人员提出了更高的要求。要增强患者的信赖,必须提高自身的素质,要求护士有扎实的医学基础知识,能准确地回答患者提出的各种问题。

(2)增强患者战胜疾病的信心:疾病并不可怕,可怕的是患者意志的崩溃。护理人员有责任帮助患者建立坚强的战胜疾病的信心。

(3)体贴关怀、耐心周到地护理患者:帮助患者去掉孤独、负罪感,让他们感到自己没有被遗弃,同时也让患者感到自身存在的价值。

(4)注意护理操作的准确性:增强患者的安全感,减少患者的痛苦。慢性病患者长期接受治疗护理,这给护理操作带来很大的挑战性。准确的护理操作能减少患者的痛苦,增强患者的安全感与信赖感。

(三)癌症患者的护理

1.癌症患者的特点

(1)生理变化:①受癌细胞浸润的器官功能减退直至消失。②癌细胞转移到其他器官影响其功能。③疼痛。④癌症恶病质综合征是指癌症患者健康情形非常不好及营养状态非常差的一种状态,患者体重减轻,肌肉松软无力,食欲缺乏,严重酸中毒及败血症,此时患者开始生命的倒计时。

(2)心理变化:①否认。初听诊断为癌症,患者都不愿接受事实,进而到处求医,以期否认患癌这一事实。②磋商。在确认自己的确患了癌症以后,患者从理智上开始接受癌症,但仍希望有奇迹出现,企图挽回生命。③抑郁。当奇迹没有出现、幻想破灭时,患者的病情也在逐步加重,但此时患者仍不愿面对癌症及其所带来的痛苦,从而企图逃避现实,甚至有自杀的倾向。④接受。经过长时间的冲突与思考之后,患者接受命运的安排,平和地面对各种治疗,安详地生活着。

(3)社会变化:由于患病,患者的家庭角色、社会角色都会发生变化,离开了自己喜爱的工作岗位,离开了对家人所负的责任,而转变成了患者,需要接受他人的关心与爱护。

2.癌症患者的护理要点

(1)采取适当的方式让患者及家属接受癌症这一事实,不要谈癌色变。

(2)压缩磋商期,向患者介绍最近的医学进展,使患者增强战胜疾病的希望和信心,而不要寄希望于非科学以外的力量,也可向患者介绍类似病例的成功经验。

(3)去除抑郁期,给患者营造一个积极的治病环境,让患者乐观地接受各种治疗,充分体现自己的生存价值。

(4)动员家庭、社会力量共同给予癌症患者精神慰藉。

(5)护理操作准确,增强患者的信赖感与安全感。

(6)教会患者应对与克服放疗、化疗等所带来的不良反应,减少其不适应感,增加其自信心。

三、重视临终关怀,提高生活质量

(一)临终的定义

患者已接受治疗性或姑息性治疗而病情无明显改善,或发现病灶时间太晚及诊断太迟而错过治疗的有效时机,此时患者虽意识清晰,但由于病情加速恶化,种种迹象已表示生命即将终结,这一段时期一般在去世前的3~6个月,通常称为临终。

(二)临终患者的特征

1.生理特征

(1)肌肉张力的丧失:肛门括约肌张力的丧失可能导致临终患者的大小便失禁,若此期间护理不好,则易导致压疮。也由于肌肉张力的减弱或丧失,导致患者吞咽困难,妨碍患者进食和吞咽咽喉部分泌的黏性液体,使痰液显得格外多。

(2)胃肠道蠕动减弱:胃肠道蠕动减弱导致患者食欲缺乏、营养不良、脱水或便秘。

(3)循环、呼吸系统衰竭。

(4)感觉的改变:临终患者眼角分泌物增多,视觉模糊,听觉逐渐钝化,触觉也更不灵敏。

(5)疼痛:全身会感觉到处疼痛。

2.心理特征

(1)渴望生存,期盼救护。

(2)哀伤:对于老年临终患者来说,离开生活了几十年的人世,他们都会感到哀伤。而哀伤在年轻临终患者的身上则表现得更为突出,过早地面对死亡更加无可奈何。

(3)孤独与恐惧:虽说经过长时间的心理挣扎,已经逐步接受了即将死亡这一事实,但对于死亡的恐惧感仍是不可避免的,对于死后事情的未知会使患者产生孤独感。

由于即将面对亲人的永远离去,家人也会由于哀伤而显得束手无策。

(三)护理人员对于临终患者的常见态度

死亡是件恐怖、不详而又不可避免的事,它带给人哀伤、沉闷及痛苦,所以一般人听到"死",总是避免谈论它。护理人员在医院中工作,接触临终患者是经常的事,对于临终患者,护理人员同样也不愿面对,因而常出现一些不应有的典型行为如下。

(1)减少与患者接触的时间,甚至避免与患者交流。

(2)避免与患者谈论将来。

(3)保持忙忙碌碌。

(4)利用选择性听觉,只听她想听的。

(5)不让自己与患者有更进一步的人际关系。

(6)不和患者讨论他的疾病。

护理人员的这些态度常影响护理工作的质量,对于提高临终患者的生活质量也起到重要影响。

(四)临终患者的护理要点

1.提供安全、舒适的生活条件

根据临终患者的生理特征,护士要给患者极大的关心,为患者提供干爽、空气流通好、清洁的生活环境。

2.控制生理症状

(1)为患者提供易于消化的食物,适当协助患者做肢体锻炼。

(2)根据患者的实际情况给予相应的治疗措施,如呼吸困难者给予吸氧。

(3)止痛:在患者无法忍受疼痛时,医护人员要想办法帮助止痛。

3.加强与临终患者的沟通,减少其心理上的不适

恰到好处地与临终患者沟通,减少其孤独、恐惧,让他们不消极地等待死亡的到来,而是到生命的最后都保持积极向上的生活态度。

(五)临终患者的安乐死

安乐死意为"无痛苦的幸福死亡"或"无痛苦致死术"。是指患者有不治之

症、在危重临终状态时,由于精神与躯体的痛苦,在其本人及家属的要求下,经过医师认可,用人为的方法使患者在无痛苦的状态下度过临终阶段而终结生命的全过程。

医务人员对待安乐死要持慎重态度,社会对安乐死的认识受风俗习惯、传统文化、文明程度等诸多因素的影响,在没有对安乐死进行立法前,不得随意执行安乐死。安乐死不只是一个医学问题,更是一个复杂的社会问题,临床护理人员应该深刻理解安乐死的意义。

对于临终患者要加以关怀和爱护,精心护理他们,满足他们的最后愿望,通过护理活动给予临终者家属安慰,使患者安心地、无痛苦地去世。

四、重视护理教育,培养专科护士

(一)我国专科护理的现状

由于医疗分科越来越细,每一位医学专家的研究范围越来越小,而对此一极小范围的学问愈钻愈深,此时,护理也随之出现临床护理专家。专科护师不但要掌握基础护理的各项技能,还要熟悉所在专科的特殊护理要求,不同的专科护理对专科护师有不同的要求,如 ICU 的护士要能熟悉各种监护仪的使用,并且能够观察和分析所监测到的结果,骨髓移植监护室的护士则更强调患者接受移植后预防感染的护理。在同一个专科也有不同疾病的患者,这些都为临床专科护士的理论与实践水平提出了更高要求。

在党和国家的关怀下,护理教育正蒸蒸日上,目前我国护理教育的方向是发展专科教育,稳定本科教育,萎缩中专教育,扩大研究生教育,这一举措势必为临床护理输注更多、更优秀的护理人才,让他们在临床实践中逐步成长为专科护师。

(二)临床专科护士的特点及优势

1.具有易被接受的表率作用

专科护师整洁的仪表,合适的体态,和蔼可亲及自然的表情,都使患者感到容易接受而产生亲近的感觉。

2.有很强的责任心

专科护师工作认真负责,敢于承担责任,取得患者的信任。

3.有移情和敏感的态度

能理解患者的心情,体贴患者,观察仔细,善于发现存在于患者身体上的各种问题。

4.有解决问题的能力

根据所发现的问题,做出正确决策,采取积极措施。

5.掌握建立在坚实基础知识上的技能

有牢固的基础知识,能正确解释工作中出现的各种情况,有熟练的护理操作技能,并能予以解释。

6.有沟通和教育的能力

能运用各种沟通技巧与患者进行交流,采取有效措施对患者及家属进行各种健康教育。

7.有主动性和进取心

有志于在护理专业领域中不断创新和拓展。

8.有独立学习的能力

在遇到专业护理方面的问题时,能自己设法寻找正确答案。

9.能正确进行自我评价

正确评价自己,发挥长处,改正缺点。

在医学领域分科越来越细的今天,护理的专科化也被提到日程上来。重视护理教育,培养专科护师,既适应了医学的发展,也为护理学迎接新的挑战打下了基础,成为现在临床护理学发展的趋势。

(三)临床专科护理师的培养途径

1.学校教育中的后期分流

护生在校学习早期,学习各门医学基础及临床护理课程。全面扎实的医学基础知识及社会学方面的知识,是一个优秀的临床专科护理师的基础,学校教育的后期,根据护生的性格、兴趣与特长,进行专科教育,见习期间进行专科培养。

2.在职培养

护理是一门实用型的学科,光有理论知识而缺乏实践的经历是远远不够的,因而,在职培养是学校教育的继续和发展。在职培养中,一方面要有经验丰富的专科护师对新来护士进行帮助与指导;另一方面,专科护师还要根据所学的各专科知识,合理发展专科思想,积极积累经验,为将自己培养成优秀的专科护理师打下基础,也为培养后来的临床护师做好准备。

3.研究生教育进一步深造

临床专科护师要对本专科的护理有独到见解,专科护理研究生的培养,将为临床专科护理输注高等的管理、科研及教育人才。

4.国际合作的联合培养

目前我国护理水平还处于相对落后的水平,加强国际合作,学习国际上专科护理的经验,结合我国临床实际,培养出符合中国国情的专科护士。

第二节　临床护理的一般原则

19世纪以前,临床护理工作的原则是照顾患者生活,并无条件地服从医师的指挥,因而当时人们头脑中护士的形象是家人、仆人及修女的形象。现在,护士的形象随着临床护理原则的改进而发生了变化,但以往的类似仆人、修女的形象,在社会上甚至护士自身心目中仍留有痕迹,这在很大程度上阻碍了护理专业的发展和护士地位的提高。因而,作为护理人员,更进一步地了解临床护理的原则,从而将这些原则运用到临床实际工作中,将有利于护士自身素质的提高和护理学科的发展,同时也有利于提高护士的社会地位。

一、协助诊断、治疗

临床医学迅速发展的同时,新的诊断检查技术和治疗方法亦不断涌现。临床护理学必须适应医学发展的需要,这对临床护理学提出了新的挑战。

(一)了解诊断、治疗技术的新进展

1.诊断检查与病情监测方面的进展

多种内镜技术通过直接观察病变、摄像,进行脱落细胞或活组织检查,为早期诊断消化道、呼吸道疾病提供了有效方法。现代诊断技术如电子计算机断层扫描(CT)、磁共振成像(MRI)已广泛用于全身器官的检查。超声诊断技术日新月异,广泛用于许多软组织器官的实时断层显像和观察脏器的三维结构。彩色和频谱多普勒超声可对心血管系统和全身脏器进行血流动力学探测和研究。心脏监护仪的不断更新,可连续监测患者的血压、心率、心律、呼吸及氧分压等而且可以设定报警范围,当某项指标超出设定范围时,监护仪会自动报警,从而可以协助早发现、早诊断、早治疗。

2.治疗技术方面的进展

急性心肌梗死患者的溶栓疗法已被广泛使用。人工心脏起搏、心脏电复律也在临床广泛开展。目前,我国使用的埋藏式自动起搏复律除颤器,可同时治疗

缓慢、快速心律失常，并有除颤作用，可以有效地治疗病态窦房结综合征所致的快慢性心律失常。球囊心导管用以扩张狭窄的动脉及心脏瓣膜，经心导管的射频、激光消融术和支架置入术，可以帮助患严重冠状动脉狭窄及预激综合征的患者获得有效治疗。

近年来采用联合化疗及骨髓移植已大大提高了白血病的疗效，使患者存活时间明显延长，甚至彻底治愈。脏器移植术在国内已经蓬勃开展起来。血液净化术使急慢性肾衰竭和某些中毒的患者获得了新生。

内镜不仅可作为检查手段，也广泛用于治疗，如止血、取结石等，并取得了满意效果。

临床护理人员必须学习新的诊断和治疗方法的基本原理和操作过程。积极与医师配合，制定出一套符合患者自身情况的检查与治疗前、中、后的完整护理计划。

(二)了解接受诊断检查、治疗患者的心理反应

1.恐惧

诊疗仪器有的很小，有的却很庞大，这些或大或小的仪器对于医护人员来说很熟悉，但对于患者而言则是恐怖的世界，常导致患者恐惧不安。检查过程中，医护人员戴着口罩，表情很严肃，这在很大程度上增加了患者的恐惧感。

2.焦虑

当患者接受检查治疗时，由于面对的是未知的事物，在内心深处往往有极强烈的不安。若医护人员在诊疗过程中有表情的变化或言语的踌躇，都会加重患者的焦虑，在诊疗过程中对于诊断结果患者会表现出焦虑。

3.预感性悲哀

一般患者都认为，简单的病只要医师看看就行了，只有复杂的疾病或难以治疗的疾病才会借助机器。因而在机器面前，患者会以为自己已经病入膏肓、不可救药了，从而产生预感性悲哀。

4.疼痛

目前许多的诊断、治疗性措施都是创伤性的，这在很大程度上带给了患者身体上的伤害，一则产生疼痛，二则有日后感染的危险。

(三)诊疗过程中护士的职责

1.诊疗内容的说明

要求护士本身对于检查的目的、检查前要做的准备、检查的时间、疼痛情况及检查中可能有的感觉有充分了解,然后才能根据患者的要求予以详细说明,并教会患者如何应对检查过程中的不适。

2.患者的指导

(1)有时间限制的检查:如患者晨起空腹抽血、晨起留尿等,首先要告诉患者该怎样做,再根据患者的要求告之为什么那样做。

(2)标本容器的使用方法及留取标本的方法:如当患者留痰液作细菌培养时,应告诉患者怎样使用容器及如何留到有效的痰液。

(3)有饮食限制的检查:有许多检查都必须在禁食以后才能进行,如空腹血糖、肝功能、B超等,因而在检查前8～10小时一定要患者禁食,以免影响检查的结果。

(4)检查所需药物的使用方法:有些检查必须有药物协助,如施行胃肠道造影时,应指导钡餐的服用法,而且也应告诉患者,检查后应多喝水,以促使钡剂尽快排出体外,预防便秘的发生。

(5)其他动作的指导:如作腹部触诊时,需要患者腹式呼吸或屏气的配合,因而要指导患者以取得合作。

(6)协助患者对检查治疗器械熟悉与了解,以减轻其陌生、恐惧感。

(7)指导患者在接受诊疗时保持乐观、轻松的情绪,并指导患者如何缓解诊疗所带来的不适,如给患者插胃管时,患者感到恶心,可嘱其深呼吸以减轻恶心感。

3.准备检查治疗所需的用物

准备检查治疗所需的用物包括诊疗全过程中所需要的器械、药物。

4.准备并保护患者

(1)为患者准备恰当的诊疗环境,如接受一般性的诊断与治疗可在病床上进行,但如涉及患者隐私部位时,则应安排单独的环境,依检查部位准备适当的检查姿势。

(2)如果男医师检查女患者,护士可依患者要求站在旁边协助,以使患者有安全感。

(3)如果时间允许的话,协助患者以最好的状态接受诊断与治疗。

5.临时事故的预防和处理

在许多检查与治疗过程中,由于用药的关系可能会发生变态反应,此外,各种创伤性检查与治疗在其过程中或后有可能发生出血、休克等危险,应密切观察患者的反应以便采取紧急措施。

（四）对于拒绝接受检查或治疗患者的护理

这类患者，其在接受检查或治疗时的恐惧感尤为突出，或者是对检查、治疗的结果感到绝望，也或者是对于医疗费用的担心，总之，他们在检查时畏缩不前，甚至拒绝。对于这类患者，护士应给予更多、更周全、更耐心的解释与说明，给予心理上的支持，以取得他们的配合。

（五）协助检查和治疗时与其他专业人员的合作

协助检查与治疗关系到护士与医务人员之间的合作，这种合作过程中，护士不仅要在用药、器械等方面予以协助，还要与其他医务人员一起共同创造一个和谐的检查、治疗氛围，以减轻患者的心理压力。

了解接受诊断与治疗的患者的心理，不断提高自身对于检查与治疗的认识程度，并提高自己的治疗技能，以积极协助患者检查和治疗，是对临床护士的更高要求，也是临床护理的一般原则。

二、评估及满足患者的基本需要

所有的人都必须满足一些基本的需要，包括生理、心理及社会的需要，才能维持生命，患者也有其不同的需要。因而，评估及满足患者的基本需要，是维持患者生命、促进其康复的基本条件之一，也是当代临床护理的一般原则。

（一）关于马斯洛的人类基本需要层次论

马斯洛理论认为，人的需要共有 5 个层次。

1.*生理的需要*

生理的需要包括食物、空气、水、温度、阳光、排泄、休息、避免疼痛等。

2.*安全的需要*

安全的需要包括安全、保障、受到保护、没有焦虑和恐惧。

3.*爱与归属的需要*

爱与归属的需要即爱、被爱和有所属的需要。

4.*尊敬的需要*

尊敬的需要包括受到别人尊敬和自尊的需要。

5.*自我实现的需要*

自我实现的需要指个人的潜能和能力得到充分发挥的过程。

（二）马斯洛理论对于临床护理的意义

当一个人的大部分需要都能得到满足时，就能保持平衡的状态，而当基本需要得不到满足时,就会导致失衡,甚至疾病。护理的领域也就是满足患者的各种需要,因而马斯洛理论在临床护理中得到了广泛应用。

(1)帮助护士识别患者未满足的需要,这些未满足的需要就是需要进行帮助和解决的护理问题。

(2)帮助护士更好地领悟和理解患者的言行,如有的患者希望别人称呼其职位,这是一种尊敬与自尊的需要。

(3)帮助护士预测患者尚未表达的需要或可能出现的问题,从而使护士采取相应的措施,以达到预防的目的。

(4)帮助护士识别问题的轻重缓急,以便在制定护理计划时排列先后顺序。

(5)帮助护士采取行之有效的措施来满足患者的需要,促进患者的康复。

(6)作为护理评价的依据。

(三)患者的基本需要

一个人在健康状态下,其需要可由自己来满足,但在患病时就有许多需要不能满足,影响需要满足的因素有生理状况、情绪、智力、环境、社会、个人信念文化因素等。当患者自身的需要未得到满足时,就需要护士的照顾,包括:明确患者有哪些需要未满足,提出护理问题;了解这些问题对患者所造成的影响;制定和执行一些护理措施,帮助患者满足需要以恢复健康。患者可能出现的未满足的需要有以下几条。

1.生理的需要

(1)氧气:缺氧,呼吸道阻塞。

(2)水:脱水,水肿,水、电解质及酸碱平衡失调。

(3)营养:肥胖,消瘦,各种营养缺乏症及不同疾病(如糖尿病、高血压)的饮食需要。

(4)体温:过高、过低或失调。

(5)排泄:便秘,腹泻,尿崩,少尿或无尿及大小便失禁等。

(6)休息与睡眠:过于疲劳及各种睡眠型态紊乱(如嗜睡、入睡困难等)。

(7)避免疼痛:包括疾病所致的疼痛及各种医疗手段所致的疼痛。

2.安全的需要

安全的需要包括要帮助患者避免身体上的伤害及心理上的威胁,首先要求建立良好的护患关系,以取得患者对护士的信任,其次要注意防止意外事故的发生,如地板过滑、床无护栏等,再者要鼓励患者增强对治疗和康复的信心。

3.爱与归属的需要

这种需要不仅只是爱情,更是亲密和归属感,在患病的时候,这种需要更加强烈。一般说来,患者在情感上比较脆弱,更希望得到亲人、朋友及周围人们亲切的关怀和理解,虽说护理人员能够在生理需要上提供全面的帮助,但在感情上不能完全替代家属,因而适当允许亲友探视,可让患者得到心理上的安慰。患者只有在安全感和归属感得到满足后,才能真正地接受护理与照顾。

4.自尊与被尊敬的需要

在爱与归属感得到满足的同时,患者就会感到被尊敬和重视。患病会影响患者的自尊,患者会觉得因为有病而失去自身的价值或成为他人的负担。因而,护士应帮助患者感到自己是重要的,是被接受的。尊重患者的隐私及理解患者的个性,都能有效地增加患者的自尊感与被尊敬感。

5.自我实现的需要

疾病常严重影响人们发挥能力,特别是在丧失一些能力时,自我实现的需要在不同的患者中有很大的差异。护士的职责是切实保证低层次需要的满足,使患者意识到自己还有能力并能加强学习,为自我实现创造条件。

(四)护士如何帮助患者满足基本需要

根据奥瑞姆自理模式理论,依据患者的不同情况予以不同方面的满足。

(1)对暂时或永久需要依赖护理者的患者,护士应对其生理和心理需要进行帮助,如吸出痰液以保持呼吸道通畅,静脉输液维持水、电解质、酸碱及营养平衡。

(2)协助患者做到独立,尽可能由他们自己满足自己的需要,如帮助患者康复,即协助患者发挥最大的潜能以满足其自身生活的需求。

(3)通过教育的方法预防潜在的、可能发生的基本需要得不到满足的问题的发生。

所有的人都有共同的基本需要,但每一个人都是不同的个体,因而对各种需要的要求也因人而异。故此我们的护理工作不能千篇一律,而应根据不同的患者,评估其独特的需要和问题,从而针对具体情况采取不同措施,以达到满足患者基本需要的目标。

三、预防并发症

许多疾病在其诊断和治疗的过程中,或者由于疾病本身的发展,常会衍生出许多其他的并发症,如糖尿病患者可能并发酮症酸中毒、心血管病变、肾脏病变、眼部病变或神经病变。并发症的发生都有或长或短的过程,也有直接或间接的诱发因素。在护理过程中,护理人员加强对患者病情变化的警觉性,密切观察是否有异常情况发生,并在发现异常时作出紧急处理,对于预防并发症将起到决定性的作用。

(一)了解疾病及常见的并发症

由于每一种器官系统的疾病所并发的疾病会有较大的差异,而且由于个体的差异,同一种疾病可能会在不同的人身上出现不同的并发症,因而,预防并发症也就要求护士对于每一种疾病及其可能发生的并发症有较详尽的了解,这样在观察护理患者的过程中才能有针对性,而不是盲目的、不知所措的。

因此,对护士提出了更高的要求,要求临床护士不仅要执行医嘱,还要能主动了解病情的动态发展。

(二)加强警觉、密切观察病情变化

在临床中,与患者接触最多的是护士,进行治疗、护理、健康教育,护士始终都与患者在一起,当为患者进行护理时,不仅是手动、脚动,更重要的还要眼动、心动。不但要观察患者身体上的变化,还要观察其心理状态的变化,这样才能观测到治疗护理的效果,同时发现治疗、护理中的疏漏之处。发现异常情况要积极思考,这样护理工作才会变得主动和更有意义,而不能对异常情况听之任之,任其发展。

因而,这就要求临床护理工作者加强对病房的巡视,密切观察每一位患者的病情变化,时时刻刻保持警觉性,做到有异常情况能早发现、早诊断、早治疗。

(三)采取措施,切实预防并发症

发现患者的异常情况,根据观察所得出的结论,采取切实有效的措施,防止并发症的发生,从而帮助患者战胜疾病、恢复健康,是医务工作者的最终目的。

有些并发症是通过护理手段就能预防的,如长期卧床的患者有可能发生压疮,压疮的发生会导致患者身心的痛苦及经济负担的加重。预防压疮的发生是一项重要的任务,它由护理工作来完成,有更多的并发症是需要与医师配合共同来预防的。这就包括了对原发病的治疗和对出现异常情况时的医疗处理,但无论哪种情况都需要护士去执行,执行的结果直接影响着并发症的情况。

在预防并发症的过程中,护士起着积极、主动的作用,积极预防并发症的发生是三级预防的重点,它成为现代临床护理的一大原则,同时也对临床护士提出了更高的要求。要做好预防并发症的工作,不仅要求护士有扎实的医学知识,而

且要求护士有责任心、洞察力及判断力。

四、促进康复

康复是综合协调地应用各种措施,以减少伤残者身心功能障碍,使病伤残者能重返社会。康复针对病伤残者的功能障碍,以提高功能水平为主线,以整体的人为对象,以提高生活质量和最终回归社会为目标。护士作为促进康复者,对康复过程的参与将在很大程度上影响康复的结果。

(一)接受治疗患者的特点

康复医学的主要对象是由于损伤以及急、慢性疾病和老龄带来的功能障碍者,以及先天发育障碍的残疾者。

1.生理特点

根据疾病对个体赖以生存的主要能力的影响,可将接受康复治疗的主要对象划分为 3 类。

(1)残损:是指生理或解剖结构上或功能上的任何丧失或异常,是生物器官系统水平上的残疾。

(2)残疾:由于残损使能力受限或缺乏,以致不能按正常的方式和范围进行活动,是个体水平上的残疾。

(3)残障:由于残损或残疾限制或阻碍一个人完成正常情况下(按年龄、性别、社会和文化因素等)应能完成的社会作用,是社会水平的残疾。

无论是这 3 类残疾中的哪一类,患者在其生理上都会有器官结构和功能的丧失或异常,或在语言、听力、视力方面出现异常或丧失,或是骨骼、肌肉、内脏的损坏,或是畸形。种种异常或妨碍了患者与他人的交流,或影响患者自身的活动,从而影响了患者适应社会和独立自主,进而在心理上给患者带来很大的压力。

2.心理特点

(1)功能障碍性悲哀:由健康到疾病到留下后遗症需要康复治疗,是一个或长或短的过程,当患者的功能发生障碍时,将出现功能障碍性悲哀。

(2)自我形象紊乱:个人对自我形象的认识受到干扰。

(3)无能为力:个人感到自己的行动将无法对结果产生重要影响,对当时的情境或即将发生的事情感到缺乏控制能力。

(4)绝望:个人认为选择机会受限或没有选择余地,以及不能发挥自己的力量以达到目标。

(二)康复患者的护理

美国医院协会曾对临床医疗中的康复介入过程列成一图,其中强调了护理对于促进康复的作用。护理贯穿在疾病的全过程,急性期采用的是治疗护理手段,康复期除治疗护理手段外,护士还采用与日常生活活动有密切联系的运动治疗、作业治疗的方法,以及帮助患者生活自理的护理方法。如在病房中为防止肌肉萎缩和关节僵直而对患者进行被动运动、按摩;在病房中训练,患者利用自助工具进食、穿衣、梳饰、排泄等。

1.心理支持

患者因为器官或功能的异常,常担心自己成为家庭和社会的拖累,故产生悲观、焦虑、抑郁及厌倦等不良心理反应,部分患者产生依赖医护人员的帮助和其家属的照料的强化心理。为此,应为患者制定治疗方案及预后的指导,帮助其树立耐心和自立、自强的信心,督促患者主动参与诊疗和护理。帮助患者排除不利于康复的因素及有意识地学会调节自己的情绪,如鼓励患者工作之余参加一定的社交和娱乐活动,保持积极乐观的情绪,视身体状况适当地自理和料理家务,指导患者家属关心、体贴、爱护和照顾他们,建立和睦的家庭关系,以促进良好心境,积极完成治疗和自理,最终回归社会。

2.指导患者服药

许多患者在接受康复药疗时需要服药以控制病情的发展,护士应指导患者熟悉各种药物的性质、使用目的及不良反应,教会患者掌握所用药物的维持剂量、应用方法和时间,体验药效及观察轻微的不良反应。

3.指导和帮助患者坚持康复运动

运动疗法是治疗和预防的手段,不仅能对许多疾病起治疗作用,而且能防止一些疾病可能发生的并发症或不良后果,还能增强全身的体力和抗病能力,是广为使用的康复治疗手段。有一部分是患者的自我治疗,但要有护士的指导与评价,护士还可通过被动运动及按摩等治疗患病局部,同时也对全身脏器产生积极影响。

4.协助康复医师进行其他康复治疗

除运动疗法外,康复治疗还包括物理疗法(电疗、光疗、超声波疗、磁疗、水疗等),以及作业疗法、言语矫治、心理治疗等多种疗法。这种种治疗都离不开护士的合作,有效的合作,可以为患者创造一个良好的治疗环境,促进患者进一步恢复健康。

5.鼓励并指导患者带残自立

协助鼓励患者进行康复治疗,增强其战胜残疾的信心,可以帮助残疾人获得其独特的健康,不仅有利于残疾人的身心健康,也为社会积累了一大笔物资和精神财富。

伤残并不可怕,可怕的是一个人的意志丧失,在临床护理工作中,把人当作一个整体的人,在身体上、心理上、社会上、职业上帮助伤残患者调整提高,使患者恢复到尽可能高的水平,加强对这类人群的健康教育,帮助他们学会带着残疾生活在家庭、工作和社会中,也是临床护理的一般原则。

对住院患者,根据其一般情况,评估其基本需要是否获得满足,对基本需要未获得满足的患者,应设法协助其满足,对需要康复者则提供身心各方面的协助,使他们回到家庭与社会。临床护理涉及的范围很广,护士应了解其意义,认识到未来的发展趋势,努力充实自己,以协助患者接受各种诊断、检查和治疗,并预防并发症的发生。

第二章　护患关系与沟通

第一节　护士与患者的关系

护理工作中的人际关系包括护患关系、医护关系和护护关系等,其中护患关系是护理人员面临的最重要的关系。

一、性质

(一)护患关系是一种治疗性的人际关系(亦称专业性人际关系)

护患关系是在护理服务过程中,护理人员与患者自然形成的一种帮助与被帮助的人际关系。与一般人际关系不同,在护患关系中,护士作为专业帮助者处于主导地位,并以患者的需要为中心。护士通过实施护理程序来满足患者的需要,从而建立治疗性的人际关系。护理人员的素质、专业知识和专业技术水平等会影响护患关系的建立。

(二)护患关系是专业性的互动关系

在护患关系中,护士与患者是相互影响的。双方不同的经历、知识、情绪、行为模式、文化背景、价值观、与健康有关的经验等都会影响到彼此间的关系与交往。

二、护患关系的基本模式

美国学者萨斯和苛伦德提出了医患关系的三种模式,这一模式分类也同样适用于护患关系。

(一)主动-被动型模式

这是一种传统的护患关系模式。在护理活动过程中,护理人员处于主动、主导的地位,而患者则处于完全被动的、接受的从属地位。即所有的护理活动,只要护士认为有必要,不需经患者同意就可实施。这一模式主要存在于患者难以表达自己意见的情况下,如昏迷状态、全麻手术过程中或婴幼儿等。这需要护理人员发挥积极能动的作用。

(二)指导-合作型模式

在护理活动过程中,护患双方都具有主动性,由护理人员决定护理方案、护理措施,而患者则尊重护理人员的决定,并主动配合,提供自己与疾病有关的信息,对方案提出意见与建议。这一模式主要适用于患者病情较重,但神志清醒的情况下。此情况下,患者希望得到护理人员的指导,积极发挥自己的主观能动性。

(三)共同参与型模式

这一模式在护理活动过程中,护患双方具有大致同等的主动性和权利,共同参与护理措施的决策和实施。患者不是被动接受护理,而是积极主动配合,参与护理;护士尊重患者权利,与患者协商共同制定护理计划。此模式主要适用于患慢性病和受过良好教育的患者。

三、护患关系的分期

护患关系的建立、维持和结束可分为 3 期。

(一)第一期(初始期)

从患者与护士开始接触时就开始了。此期的主要任务是护患之间建立信任关系,并确定患者的需要。信任关系是建立良好护患关系的决定性因素之一。护士通过观察、询问、评估患者,收集资料,发现患者的健康问题,制定护理计划。患者根据护士的言行逐渐建立对护士的信任。

(二)第二期(工作期)

此期护患之间在信任的基础上开始合作,主要任务是护理人员通过实施护理措施来帮助患者解决健康问题,满足患者需要,达到护理目标。在护理过程中,应鼓励患者参与,充分发挥患者的主观能动性,减少其对护理的依赖。

(三)第三期(结束期)

在达到护理目标后,护患关系就进入结束阶段,此期的主要任务是圆满地结束护患关系。护士应了解患者对目前健康状况的接受程度,制定患者保持和促进健康的教育计划,了解护患双方对护患关系的评价,并征求患者意见,以便今后工作中进一步改进。

第二节　护士与患者的沟通

一、沟通的概念

沟通是信息遵循一系列共同的规则相互传递的过程。沟通是形成人际关系的手段。

二、沟通的基本要素

沟通的过程包括沟通的背景或情景、信息发出者、信息、信息传递途径、信息接收者和反馈等 6 个基本要素。

(一)沟通的背景或情景

沟通的背景或情景指沟通发生的场所或环境,既包括物理场所,也包括沟通的时间和沟通参与者的个人特征,如情绪、文化背景等。不同的沟通背景或情景会影响对沟通信息的理解。

(二)信息发出者

信息发出者指发出信息的主体,既可以是个人,也可以是群体、组织。信息发出者的社会文化背景、知识和沟通技巧等都可对信息的表达和理解造成影响。

(三)信息

信息是沟通得以进行的最基本的要素,指能够传递并被接收者所接受的观点、思想、情感等。包括语言和非语言的行为。

(四)信息传递途径

信息传递途径指信息传递的手段或媒介,包括视觉、听觉、触觉等。护士在进行沟通时,应根据实际情况综合运用多种传递途径,以帮助患者更好地理解信息。

(五)信息接收者

信息接收者是接受信息的主体。信息接收者的社会文化背景、知识和沟通技巧等均可影响信息的理解和表达。

(六)反馈

反馈指沟通双方彼此的回应。

三、沟通的基本层次

沟通可分为以下 5 个层次。

(一)一般性的沟通

一般性的沟通又称陈词滥调式的沟通,是沟通双方参与的程度最差,彼此分享真实感觉最少的沟通。双方往往只是表达一些表面式的社交性话题,如"今天天气不错""您好吗"等。在护患关系建立的初期,可使用一般性沟通帮助建立信任关系,并有助于鼓励患者表达出有意义的信息。但如一直维持在这一层次,将无法建立治疗性人际关系。

(二)陈述事实的沟通

陈述事实的沟通是一种不掺加个人意见、判断,不涉及人与人之间关系的一种客观性沟通。如"我曾做过剖宫产手术""我今年 50 岁"等。这一层次的沟通对护士了解患者的情况非常重要,护士不应阻止患者以此种方式进行沟通,以促使其表达更多的信息。

(三)分享个人的想法

这一层次的沟通比陈述事实的沟通高一层次。患者对护士表达自己的想法,表示护患之间已建立起信任感,如患者向护士表达其对治疗的要求等。此时,护士应注意理解患者,不要随意反对患者。

(四)分享感觉

在沟通双方相互信任的基础上才会发生。沟通时个体愿意和对方分享他的感觉、观点、态度等。

(五)一致性的沟通

这是沟通的最高层次,指沟通双方对语言和非语言性行为的理解一致,达到分享彼此感觉的最高境界。如护士和患者不用说话,就可了解对方的感觉和想表达的意思。

四、沟通的基本类型

按照沟通使用的符号分类,沟通可分为语言性沟通和非语言性沟通。

(一)语言性沟通

语言性沟通是指沟通者通过语言或文字的形式与接受者进行信息的传递与交流。护士在为患者采集病史、进行健康教育和实施护理措施时都必须进行语言性沟通。

(二)非语言性沟通

非语言性沟通是指不使用语言或文字进行的沟通,而是通过躯体姿势和运动、面部表情、空间、声音和触觉等来进行信息的沟通。非语言性沟通可以伴随着语言性沟通而产生,主要目的是表达情绪和情感、调节互动、验证语言信息、维护自我形象和表示人际关系的状态。非语言性沟通具有情景性、整体性和可信性的特点。非语言性沟通形式主要包括以下几种。

1.体语

体语指通过人体运动表达的信息,如仪表、面部表情、眼神、姿态、手势、触摸等。

2.空间效应

空间效应指沟通双方对他们沟通中的空间和距离的理解与运用。个体沟通时的空间与距离会影响个体的自我暴露程度与舒适感。人际交往中的距离主要分为4种。

(1)亲密区:指沟通双方距离小于50 cm,当护士在进行查体、治疗、安慰、爱抚时,与患者之间的距离。

(2)个人区:指沟通双方距离在50～100 cm,人们与亲友交谈、护士与患者进行交谈时主要使用此区距离。

(3)社会区:指沟通双方距离在1.1～4 m,在工作单位和社会活动时常用,如护士同事一起工作时或护士通知患者吃饭等。

(4)公众区:指沟通双方距离在4 m以上,一般用于正式公开讲话中,如上课、开会等。

3.反应时间

反应时间的长短可反映对沟通的关注程度,及时的反应可鼓励沟通的进行。

4.类语言

类语言指伴随语言产生的声音,包括音质、音量、音调、语速、节奏等。这些可影响人们对沟通的注意力,同时可表达沟通者的情绪和情感。

五、影响有效沟通的因素

(一)信息发出者和信息接收者的个人因素

信息发出者和信息接收者的个人因素包括生理因素(如年龄、疲劳、疼痛、耳聋等),情绪状态(如愤怒、焦虑、悲伤等),知识水平(如文化程度、语言等),社会背景(如种族、民族、职业等),个性特征,外观形象等。

(二)信息因素

信息因素包括信息本身是否清楚、完整、符合逻辑、是否相互矛盾等。

(三)环境因素

环境因素包括物理环境(如光线、温度、湿度、整洁度、噪声及是否利于保护患者隐私等)和社会环境(如人际关系、沟通的距离、氛围等)。

(四)不适当的沟通方式

不适当的沟通方式常见的有突然改变话题、急于陈述自己的观点、匆忙下结论或表达个人的判断、虚假或不适当的安慰、针对性不强的解释、引用事实不当等。

六、常用的沟通技巧

良好的沟通技巧是达到有效沟通的重要保障,有效沟通是指信息接收者所接收的信息与发出者所要表达的一致。常用的沟通技巧包括以下几点。

(一)倾听

倾听时,护士要做到注意力集中,全神贯注,避免分心;耐心,不随意打断患者的谈话;不急于做判断;除关注患者的语言信息外还要关注患者的非语言信息,以了解患者真正要表达的意思。此外,护士应注意做到与患者经常保持眼神的交流,进行适当的提问以及采用适当的非语言信息时常给患者以响应。

(二)反应

反应即信息接收者(护士)将部分或全部的沟通内容(包括语言性及非语言性的)反述给发出者(患者),使其能对自己的谈话和表现进行评估,如"您看起来好像……"。进行反应时应注意,鼓励患者显露其情绪和情感,并恰当地运用移情,帮助建立信任的护患关系。

(三)提问

提问的方式可分为明确性提问、激励性提问、征求意见性提问、证实性提问等类型。所提的问题有开放式问题和封闭式问题两种。开放式问题没有固定的答案,是让患者自由作答,因此可获得较多的信息,但需要时间较长,如"您现在有哪些不适";封闭式问题答案是限定的,只要做简单的选择即可,省时、效率高,但不利于患者表露自己的感情和提供额外的信息,如"您是否吸烟"。提问时,护士应注意组织好提问的内容,围绕谈话中心,避免跑题;所用语言应能为患者理解,避免应用术语;此外,应注意提问的时机、语气、语调和句式,避免诱导式的提问和不愉快的提问。

(四)重复

重复即指将患者关键的话重复一遍;或保持患者原意不变,将患者的话用自己的语言给予复述。恰当的重复可增强患者对护士的信任。

(五)澄清和阐明

澄清是将患者模棱两可、含糊不清或不够完整的谈话弄清楚,以增强沟通的准确性。阐明是对患者所表达的问题进行解释的过程,目的是为患者提供一个新的观点。

(六)沉默

适当地运用沉默可以给患者思考的时间,让患者感到护士在认真倾听,同时也给了护士观察患者和调试自己的时间。急于打破沉默会阻碍有效的沟通。

(七)触摸

触摸是一种非语言性沟通技巧,适当的触摸可加强沟通。护士可通过适当的触摸表达对患者的关心、理解和支持,也是护士与视觉或听觉有障碍的患者进行有效沟通的重要方法。但应注意针对不同年龄、性别、种族、文化背景等的对象采取适当的、个性化的触摸,以免产生消极后果。

第三章 内分泌科护理

第一节 甲状腺功能亢进症

甲状腺功能亢进症简称甲亢,指甲状腺腺体本身产生甲状腺激素(TH)过多而引起的甲状腺毒症。Graves病(GD)又称弥漫性毒性甲状腺肿,各种病因所致的甲状腺功能亢进症中,以Graves病最多见。该病占全部甲状腺功能亢进症的80%~85%,女性高发,高发年龄为20~50岁。本节以Graves病为例阐述甲状腺功能亢进症。

一、病因与发病机制

(1)遗传因素:GD有显著的遗传倾向。

(2)免疫因素:本病以遗传易感为背景,在感染、精神创伤等因素作用下,诱发体内免疫功能紊乱。

(3)环境因素:如细菌感染、性激素、应激等,可能是本病发生和病情恶化的重要诱因。

二、临床表现

(一)典型表现

1.甲状腺毒症表现

(1)高代谢综合征:患者常有疲乏无力、怕热多汗、多食善饥、体重显著下降等。

(2)精神神经系统:神经过敏、紧张焦虑、失眠不安、记忆力减退,手、腱反射亢进。

(3)心血管系统:心悸、胸闷、气短、心律失常、心力衰竭等。

(4)消化系统:因胃肠蠕动增快,消化吸收不良而出现排便次数增多。

（5）肌肉与骨骼系统：主要表现为甲状腺毒症性周期性瘫痪，主要累及下肢。甲状腺功能亢进症可影响骨骼脱钙而发生骨质疏松。

（6）生殖系统：女性常有月经减少或闭经，男性有勃起功能障碍。

（7）造血系统：白细胞总数减少，血小板寿命缩短，可伴发血小板减少性紫癜。

2.甲状腺肿

甲状腺肿常为弥漫性、对称性肿大。肿大程度与甲状腺功能亢进症病情轻重无明显关联。甲状腺上下极可触及震颤，闻及血管杂音，为本病的重要体征。

3.眼征

GD 的眼部表现分为两类：一类为单纯性突眼，另一类为浸润性突眼。

（二）特殊的临床表现

1.甲状腺危象

甲状腺危象早期表现为原有的甲状腺功能亢进症症状加重，并出现高热、大汗、心动过速（140 次/分以上）、烦躁不安、呼吸急促、恶心、呕吐、腹泻，严重者可有心力衰竭、休克及昏迷等。主要诱因感染：应激状态，严重躯体疾病，口服过量 TH 制剂，严重精神创伤及手术中过度挤压甲状腺。

2.甲状腺毒症心脏病

甲状腺毒症心脏病主要表现为心房颤动和心力衰竭。

3.淡漠型甲状腺功能亢进症

淡漠型甲状腺功能亢进症多见于老年人，起病隐袭，主要表现为明显消瘦、心悸、乏力、神经质、腹泻，可伴有心房颤动、震颤和肌病等体征，但高代谢综合征、眼征和甲状腺肿均不明显。

4.胫前黏液性水肿

水肿常见于胫骨前下 1/3 部位，皮损为对称性，皮损周围的表皮可有感觉过敏或减退。

5.Graves 眼病（GO）

男性多见，常见的临床表现有眼内异物感、胀痛、畏光、流泪、复视、斜视、视力下降，眼球显著突出。

三、辅助检查

（一）血清甲状腺激素测定

1.血清游离甲状腺素（FT_4）与游离三碘甲状腺原氨酸（FT_3）

FT_3、FT_4 直接反映甲状腺功能状态，是临床诊断甲状腺功能亢进症的首选指标。

2.血清总甲状腺素(TT$_4$)

血清总甲状腺素(TT$_4$)是甲状腺功能的基本筛选指标。

3.血清总三碘甲状腺原氨酸(TT$_3$)

TT$_3$为初诊甲状腺功能亢进症、甲状腺功能亢进症复发及疗效评判的敏感指标。

(二)促甲状腺激素(TSH)测定

血清TSH浓度的变化是反映甲状腺功能最敏感的指标。

(三)促甲状腺激素释放激素(TRH)兴奋试验

静脉注射TRH后TSH升高者可排除本病,TSH不升高则支持甲状腺功能亢进症的诊断。

(四)甲状腺[131]I摄取率

甲状腺功能亢进症时[131]I摄取率表现为总摄取量升高,摄取高峰前移。

(五)甲状腺自身抗体测定

TSH受体抗体(TRAb)和TSH受体刺激抗体(TSAb)是诊断GD的重要指标。TRAb还可作为判断病情活动、复发,治疗停药的重要指标。

(六)影像学检查

放射性核素扫描、B超、X线摄片、CT、MRI等可部分提示甲状腺及眼球后病变性质。

四、治疗要点

目前3种疗法被普遍应用,即抗甲状腺药物、[131]I治疗和手术治疗。

(一)抗甲状腺药物

常用的药物有硫脲类和咪唑类两类,硫脲类包括丙硫氧嘧啶(PTU)和甲硫氧嘧啶(MTU)等;咪唑类包括甲巯咪唑(MMI)和卡比马唑(CMZ)等。严重病例、甲状腺危象或妊娠患者首选PTU。

(二)[131]I治疗

[131]I甲状腺功能亢进症的治愈率达到85%以上,但不可避免的会引起甲状腺功能减退症等多种并发症。

(三)手术治疗

治愈率为70%以上,但可引起多种并发症。

(四)甲状腺危象的治疗

(1)针对诱因治疗。

(2)抑制 TH 合成：PTU 500～1 000 mg 首次口服或经胃管注入，以后每次 250 mg，每 4 小时口服 1 次。

(3)抑制 TH 释放：服 PTU 1 小时后再加用复方碘口服溶液 5 滴，每 6 小时 1 次，以后视病情逐渐减量，一般使用 3～7 天。

(4)β受体阻滞剂：普萘洛尔 60～80 mg/d，每 4 小时 1 次。

(5)糖皮质激素：氢化可的松 300 mg 首次静脉滴注，以后每次 100 mg，每 8 小时1 次。

(6)降低和清除血浆 TH：常规治疗效果不满意时，可选用腹膜透析、血液透析或血浆置换等措施。

(7)对症治疗：高热者予物理降温，避免用乙酰水杨酸类药物。给氧，纠正水、电解质和酸碱平衡紊乱，防治感染和各种并发症。

(五)Graves 眼病(GO)的治疗

有效控制甲状腺功能亢进症是治疗 GO 的关键。

1.一般治疗

高枕卧位，限制钠盐及使用利尿剂，可减轻眼部水肿。另外还有戴有色眼镜，使用人工泪液，睡眠时眼睛不能闭合者使用盐水纱布或眼罩保护角膜，强制性戒烟等治疗措施。

2.应用糖皮质激素

泼尼松 40～80 mg/d，每天两次口服，持续 2～4 周。然后每 2～4 周减量 2.5～10 mg/d，持续治疗 3～12 个月。

3.球后外照射

球后外照射与糖皮质激素联合使用可增加疗效。

4.眶减压手术

眶减压手术可引起术后复视。

五、护理措施

(一)一般护理

1.饮食

(1)应给予高热量、高蛋白、高维生素及矿物质丰富的饮食。主食应足量，增加瘦肉、蛋类、奶类等优质蛋白,多摄入新鲜蔬菜和水果。

(2)鼓励患者多饮水,每天饮水 2 000～3 000 mL,但并发心脏疾病者应避免大量饮水,预防因血容量增加而加重水肿和心力衰竭。

(3)禁止摄入辛辣刺激性的食物,禁止饮用浓茶、咖啡等,以免引起患者精神兴奋。

(4)减少食物中粗纤维的摄入,以减少排便次数。

(5)避免进食含碘丰富的食物,如海带、紫菜等海产品,慎食卷心菜、甘蓝等易致甲状腺肿食物。

2.运动

与患者及家属共同制订个体化活动计划,活动时以不感到疲劳为度。

3.休息

适当增加休息时间,保证充足睡眠,防止病情加重。病情重、有心力衰竭或严重感染者应严格卧床休息。

(二)病情观察

观察患者精神神志状态,注意生命体征及体重变化情况;注意手指震颤、恶心、呕吐、腹泻等临床表现;注意突眼、甲状腺肿的程度,了解突眼保护情况及用药情况。警惕甲状腺危象发生,一旦发生,立即报告医师并协助处理。

(三)突眼的护理

1.保护眼睛

(1)经常以眼药水湿润眼睛,防止角膜干燥。

(2)外出时戴眼罩或有色眼镜,以减少强光刺激或异物的损伤。

(3)睡前涂抗生素眼膏,并用无菌生理盐水纱布或眼罩覆盖双眼。

(4)定期眼科角膜检查以防止角膜溃疡造成失明。

2.减轻眼部症状

(1)限制钠盐摄入,遵医嘱适量使用利尿剂,睡眠或休息时抬高头部,以减轻球后软组织水肿。

(2)指导患者当眼睛有异物感、刺痛或流泪时,勿用手揉眼,可用 0.5％甲基纤维素或 0.5％氢化可的松溶液滴眼。

(四)用药护理

(1)指导患者遵医嘱正确用药。不可自行减量或停药,如病情发生变化应及时就医,调整用药。定期监测肝功能和血常规。

（2）密切观察并及时处理药物的不良反应。①粒细胞计数减少：主要表现为突然畏寒、高热、全身肌肉或关节酸痛、咽痛、溃疡和坏死。要定期复查血象，若外周血白细胞计数低于 $3×10^9/L$ 或中性粒细胞计数低于 $1.5×10^9/L$，考虑停药，遵医嘱给予促进白细胞增生药物，进行保护性隔离，并预防交叉感染。②肝损坏：应立即停药并给予相应治疗。③药疹：较常见，可用抗组胺药控制症状，不必停药。若出现皮肤瘙痒、团块状等严重皮疹，应立即停药，以免发生剥脱性皮炎。

（五）甲状腺危象的护理

1.吸氧

呼吸困难时取半卧位，立即给予吸氧。

2.环境

保持病房环境安静，患者绝对卧床休息，减少探视，避免不良刺激。

3.及时、准确遵医嘱给药

立即建立静脉通道。遵医嘱使用 PTU、复方碘溶液、β肾上腺素能受体阻滞剂、氢化可的松等药物，及时通过口腔、静脉补充液体。注意观察有无碘剂中毒或变态反应，心率过快者静脉输液速度不宜过快。

4.密切监测病情

观察生命体征、神志、出入量、躁动情况，尤其要密切监测体温和心率变化情况，注意有无心力衰竭、心律失常、休克等严重并发症。

5.对症护理

体温过高者给予冰敷或乙醇擦浴降温，必要时遵医嘱使用降温药物。躁动不安者使用床档加以保护。昏迷者加强口腔护理、会阴护理、皮肤护理，给予气垫床，定时翻身、叩背，防止出现压疮、肺炎等并发症。

6.避免诱因

告知患者及家属甲状腺危象的诱因，如感染、精神刺激、创伤、用药不当等，并尽量帮助减少和避免诱因。

（六）心理护理

（1）鼓励患者表达内心感受，理解和同情患者，建立互信关系。让患者充分了解病情，学会控制情绪，并积极配合治疗。

（2）向患者亲属耐心讲解疾病知识，提高他们对疾病的认知水平，说明患者的情绪变化往往是病情所致，争取患者亲属的理解和支持，如保持居室安静和轻松的气氛,避免提供兴奋、刺激的信息,以减少患者激动、易怒的精神症状。

(3)患者病情稳定转入社区后,应提醒社区护士继续给予心理指导,以保证甲状腺功能亢进症患者情绪护理的延续性,促进患者康复。

(七)健康指导

1.出院指导

(1)指导患者遵照医嘱按剂量、按疗程服药,强调长期服药的重要性。

(2)指导患者服药期间,定期复查血常规,肝、肾功能和甲状腺功能。

(3)指导患者每天清晨自测脉搏,定期测量体重,脉搏减慢、体重增加是治疗有效的重要标志。

(4)鼓励患者保持身心愉快,避免精神刺激或过度劳累。

(5)指导患者家属关心体贴患者,为患者提供有力的支持,如为患者提供安静、通风良好的居室环境。

(6)对有生育需要的女性患者,应告知其妊娠可加重甲状腺功能亢进症,宜治愈后再妊娠。

(7)指导患者出院后到社区卫生服务中心建档,接受社区延续性护理服务。

2.疾病预防与康复指导

(1)上衣宜宽松,严禁用手挤压甲状腺,以免甲状腺受压后甲状腺激素分泌增多,加重病情。

(2)若出现高热、恶心、呕吐、不明原因腹泻、突眼加重等,警惕甲状腺危象发生,及时就诊。

(3)鼓励患者参加社交活动,以免因社交障碍产生焦虑。

第二节　甲状腺功能减退症

甲状腺功能减退症简称甲减,是由各种原因引起的低甲状腺素血症或甲状腺激素抵抗而引起的全身性低代谢综合征,病理特征表现为黏多糖在组织和皮肤堆积,表现为黏液性水肿。各年龄均可发病,女性较男性多见,临床甲状腺功能减退症的患病率为1%左右。

一、病因与发病机制

(1)自身免疫损伤:最常见的是自身免疫性甲状腺炎引起 TH 合成和分泌

减少。

（2）甲状腺破坏：由手术和放射性碘治疗所致。

（3）抗甲状腺药物：如锂盐、硫脲类等可抑制 TH 合成。

（4）碘过量：碘过量可引起具有潜在性甲状腺疾病者发生甲状腺功能减退症，也可诱发和加重自身免疫性甲状腺炎。

（5）下丘脑和垂体病变：下丘脑和垂体病变是中枢性甲状腺功能减退症的常见病因。

二、临床表现

（一）一般表现

易疲劳、畏寒、少汗、记忆力减退、食欲缺乏但体重不减或增加、便秘、月经不调等。典型者可见黏液性水肿面容：表情淡漠、眼睑水肿、面色苍白、皮肤干燥粗糙脱屑、毛发脱落、眉毛稀少等。

（二）肌肉和关节

肌肉软弱乏力，部分患者可伴有关节病变。

（三）心血管系统

心肌黏液水肿导致心肌收缩力损伤、心动过缓、心排血量下降。

（四）血液系统

血液系统主要表现为贫血。

（五）消化系统

厌食、腹胀、便秘等。

（六）内分泌生殖系统

性欲减退，女性患者常有月经失调，男性患者可出现勃起功能障碍。

（七）神经精神系统

记忆力减退、智力低下、反应迟钝、嗜睡、精神抑郁、有神经质表现。

（八）黏液性水肿昏迷

黏液性水肿昏迷常见于病情严重者，多在冬季寒冷时发病，诱因为严重的全身性疾病、感染、寒冷、甲状腺激素替代治疗中断、手术、使用麻醉镇静药物等。临床表现为嗜睡，低体温（<35 ℃），呼吸减慢，心动过缓，血压下降，四肢肌肉松弛，反射减弱或消失，甚至出现昏迷、休克，心、肾功能不全而危及生命。

三、辅助检查

(一)血常规及生化检查

血常规及生化检查多为轻、中度正细胞正色素性贫血,血脂异常。

(二)甲状腺功能检查

血清 TSH 升高;TT_4、FT_4 降低是诊断本病的必备指标。

(三)甲状腺[131]I摄取率

甲状腺[131]I摄取率低于正常。

(四)功能试验

TRH 兴奋试验主要用于原发性甲状腺功能减退症与中枢性甲状腺功能减退症的鉴别。

四、治疗要点

(一)替代治疗

首选左甲状腺素(L-T_4)口服。

(二)对症治疗

有贫血者补充铁剂、维生素 B_{12}、叶酸等。

(三)黏液性水肿昏迷的治疗

(1)立即静脉补充 TH(L-T_3 或 L-T_4),清醒后改口服维持治疗。

(2)保温,给氧,保持呼吸道通畅。

(3)遵医嘱给予氢化可的松 200～300 mg/d 持续静脉滴注,待患者清醒后逐渐减量。

(4)根据需要补液,但补液量不宜过多。

(5)控制感染,积极治疗原发病。

(6)监测血清离子、甲状腺激素、尿量、血压等。

五、护理措施

(一)饮食方面

给予高蛋白、高维生素、多纤维素、低钠、低脂、易消化饮食。嘱患者细嚼慢咽、少量多餐以免增加胃肠负担;多食蔬菜水果以增加膳食纤维摄入;每天饮水 2 000～3 000 mL。桥本甲状腺炎所致甲状腺功能减退症者应禁食含碘食物和药物,以免诱发严重黏液性水肿。

(二)病情观察

(1)监测生命体征的变化,尤其注意严密监测体温、心率及节律的变化。

(2)监测患者的神志和精神状态,观察患者有无表情淡漠、反应迟钝、精神异常。

(3)观察患者的活动能力,有无疲乏无力、肌肉萎缩。

(4)观察患者的进食和营养状况。

(三)用药护理

(1)用药前后分别测量脉搏,观察有无心悸、腹痛、心律失常、烦躁不安等药物过量的症状。

(2)观察患者的体重和水肿情况。

(3)甲状腺制剂需长期或终身服用,不能随意中断。

(四)对症护理

1.体温过低的护理

(1)注意保暖(如室温调节在 22～23 ℃,适当增加衣服,晚上睡觉时加盖被子,用热水袋,但要注意防止烫伤)。

(2)病情观察:监测生命体征变化,观察患者有无寒战、皮肤苍白等体温过低表现及心律不齐、心动过缓等现象,并及时通知医师。

2.便秘的护理

建立正常的排便习惯;进食粗纤维食物,多饮水;给予缓泻药,必要时使用开塞露。

3.社交障碍的护理

与患者建立良好的护患关系;保证环境的安静与舒适,鼓励家属探视;制订活动计划,并按计划指导和鼓励患者由简单到复杂地进行自我护理;鼓励患者多参与社交活动。

(五)黏液性水肿昏迷患者的护理

(1)避免诱因。

(2)病情监测:观察神志、体温、脉搏、呼吸、血压的变化,若出现体温<35 ℃、呼吸浅慢、心动过缓、血压降低、有嗜睡表现,或出现口唇发绀、呼吸深长、喉头水肿症状,立即通知医师并配合抢救。

(3)护理措施:建立静脉通道,遵医嘱给予抢救药物;保持呼吸道通畅,吸氧;

监测生命体征;记录 24 小时出入液量;保暖,避免局部热敷,以免加重循环不良和烫伤。

(六)健康指导

(1)指导患者坚持服药,不可随意停药或变更剂量,否则可能导致心血管疾病。

(2)指导患者自我监测甲状腺激素服用过量的症状,如出现多食消瘦、脉搏 >100 次/分、心律失常、发热、大汗、情绪激动等情况时,及时到医院就诊。

(3)给患者讲解黏液性水肿昏迷的原因及表现,若出现心动过缓、体温<35 ℃等,应及时就医。

(4)指导患者定期复查肝、肾功能,甲状腺功能,血常规等。

(5)注意个人卫生,冬季注意保暖,减少出入公共场所,预防感染和创伤;慎用镇静、催眠、镇痛、麻醉等药物。

(6)为了防止皮肤干裂,可涂抹乳液和润肤油,洗澡时避免使用肥皂。

第四章 普外科护理

第一节 胰腺疾病

一、胰腺解剖生理概要

(一)解剖

胰腺位于腹膜后,横贴在腹后壁,相当于第1～2腰椎前方,分头、颈、体、尾四部分,总长15～20 cm。头部与十二指肠第二段紧密相连,两者属同一血液供应系统。胰尾靠近脾门,这两者也属同一血液供应系统。胰管与胰腺长轴平行,主胰管直径位为2～3 mm,多数人的主胰管与胆总管汇合形成共同通道开口于十二指肠第二段的乳头部,少数人胰管与胆总管分别开口在十二指肠。两者开口于十二指肠又是胆、胰发生逆行感染的解剖基础。胰腺除主胰管外,有时有副胰管。

(二)生理

胰腺具有内、外分泌的双重功能,内分泌主要由分散在胰腺实质内的胰岛来实现,其最主要功能是调控血糖。胰腺的外分泌功能是分泌胰液,每天分泌可达750～1 500 mL。呈强碱性,含有多种消化酶,其中含有蛋白酶、淀粉酶、脂肪酶等。外分泌是由腺细胞分泌的胰液,进入胰管,经共同通道排入十二指肠,胰液的分泌受神经、体液的调节。

二、急性胰腺炎

(一)病因

1.梗阻因素

梗阻是最常见原因。常见于胆总管结石,胆管蛔虫症,Oddi括约肌水肿和痉挛等引起的胆管梗阻,以及胰管结石、肿瘤导致的胰管梗阻。

2.乙醇中毒

乙醇引起 Oddi 括约肌痉挛,使胰管引流不畅、压力升高。同时乙醇刺激胃酸分泌,胃酸又刺激促胰液素和缩胆囊素分泌增多,促使胰腺外分泌增加。

3.暴饮暴食

高蛋白、高脂肪食物、过量饮酒可刺激胰腺大量分泌,使胃肠道功能紊乱,或因剧烈呕吐导致十二指肠内压骤增,十二指肠液反流,共同通道受阻。

4.感染因素

腮腺炎病毒、肝炎病毒、伤寒杆菌等经血流、淋巴进入胰腺所致。

5.损伤或手术

胃胆管手术或胰腺外伤、内镜逆行胰管造影等因素可直接或间接损伤胰腺,导致胰腺缺血、Oddi 括约肌痉挛或刺激迷走神经,使胃酸、胰液分泌增加亦可导致发病。

6.其他因素

内分泌或代谢性疾病,如高脂血症、高钙血症等,某些药物,如利尿剂,吲哚美辛、硫唑嘌呤等均可损害胰腺。

(二)病理生理

根据病理改变可分为水肿性胰腺炎和出血坏死性胰腺炎两种。基本病理改变是水肿、出血和坏死,严重者可并发休克、化脓性感染及多脏器衰竭。

(三)临床表现

1.腹痛

大多为突然发作性腹痛,常在饱餐后或饮酒后发病。多为全上腹持续剧烈疼痛伴有阵发性加重,向腰背部放射,疼痛与病变部位有关:胰头部以右上腹痛为主,向右肩部放射;胰尾部以左上腹为主,向左肩放射;累及全胰则呈束带状腰背不疼痛。重型患者腹痛延续时间较长,由于渗出液扩散,腹痛可弥散至全腹,并有麻痹性肠梗阻现象。

2.恶心、呕吐

早期为反射性频繁呕吐,多为胃十二指肠内容物,后期因肠麻痹或肠梗阻可呕吐小肠内容物。呕吐后腹胀不缓解为其特点。

3.发热

发热与病变程度相一致。重型胰腺炎继发感染或合并胆管感染时可持续高热,如持续高热不退则提示合并感染或并发胰周脓肿。

4.腹胀

腹胀是重型胰腺炎的重要体征之一,其原因是腹膜炎造成麻痹性肠梗阻所致。

5.黄疸

黄疸多在胆源性胰腺炎时发生。严重者可合并肝细胞性黄疸。

6.腹膜炎体征

水肿性胰腺炎时,压痛只局限于上腹部,常无明显肌紧张;出血性坏死性胰腺炎压痛明显,并有肌紧张和反跳痛,范围较广泛或波及全腹。

7.休克

严重患者出现休克,表现为脉细速,血压降低,四肢厥冷,面色苍白等。有的患者以突然休克为主要表现,称为暴发性急性胰腺炎。

8.皮下瘀斑

少数患者因胰酶及坏死组织液穿过筋膜与基层渗入腹壁下,可在季肋及腹部形成蓝棕色斑(Grey-turner征)或脐周皮肤青紫(Cullen 征)。

(四)辅助检查

1.胰酶测定

(1)血清淀粉酶:90%以上的患者血清淀粉酶升高,通常在发病后 3~4 小时后开始升高,12~24 小时达到高峰,3~5 天恢复正常。

(2)尿淀粉酶测定:通常在发病后 12 小时开始升高,24~48 小时开始达高峰,持续 5~7 天开始下降。

(3)血清脂肪酶测定:在发病 24 小时升高至 1.5 康氏单位(正常值 0.5~1.0 U)。

2.腹腔穿刺

穿刺液为血性混浊液体,可见脂肪小滴,腹水淀粉酶较血清淀粉酶值高 3~8 倍。并发感染时显脓性。

3.B 超检查

B 超检查可见胰腺弥漫性均匀肿大,界限清晰,内有光点反射,但较稀少,若炎症消退,上述变化持续 1~2 周即可恢复正常。

4.CT 检查

CT 扫描显示胰腺弥漫肿大,边缘不光滑,当胰腺出现坏死时可见胰腺上有低密度、不规则的透亮区。

(五)临床分型

1.水肿性胰腺炎(轻型)

水肿性胰腺炎主要表现为腹痛、恶心、呕吐;腹膜炎体征、血和尿淀粉酶增高,经治疗后短期内可好转,死产率低。

2.出血坏死性胰腺炎(重型)

除上述症状、体征继续加重外,出血坏死性胰腺炎可有高热持续不退、黄疸加深,神志模糊和谵妄,高度腹胀,血性或脓性腹水,两侧腰部或脐下出现青紫瘀斑,胃肠出血、休克等;实验室检查:白细胞计数增多($>16\times10^9$/L),红细胞和血细胞比容降低,血糖升高(>11.1 mmol/L),血钙降低(<2.0 mmol/L),PaO_2 <8.0 kPa(<60 mmHg),血尿素氮或肌酐增高,酸中毒等,甚至出现急性肾衰竭、DIC、ARDS等。病死率较高。

(六)治疗原则

1.非手术治疗

急性胰腺炎大多采用非手术治疗。①严密观察病情。②应用抑制或减少胰液分泌的药物。③解痉镇痛。④有效抗生素防治感染。⑤抗休克、纠正水电解质平衡失调。⑥抗胰酶疗法。⑦腹腔灌洗。⑧激素和中医中药治疗。

2.手术治疗

(1)目的:清除含有胰酶、毒性物质和坏死的组织。

(2)指征:采用非手术疗法无效者;诊断未明确而疑有腹腔脏器穿孔或肠坏死者;合并胆管疾病;并发胰腺感染者;应考虑手术探查。

(3)手术方式:有灌洗引流、坏死组织清除和规则性胰腺切除术、胆管探查,T形管引流和胃造瘘、空肠造瘘术等。

(七)护理措施

1.非手术期间的护理

(1)病情观察:严密观察神志,监测生命体征和腹部体征的变化,监测血气、凝血功能、血电解质变化,及早发现坏死性胰腺炎、休克和多器官衰竭。

(2)维持正常呼吸功能:给予高浓度氧气吸入,必要时给予呼吸机辅助呼吸。

(3)维护肾功能:详细记录每小时尿量、尿比重、出入水量。

(4)控制饮食、抑制胰腺分泌:对病情较轻者,可进少量清淡流质或半流质饮食,限制蛋白质摄入量,禁进脂肪。对病情较重或频繁呕吐者要禁食,行胃肠减压;遵医嘱给予抑制胰腺分泌的药物。

(5)预防感染:对病情重或胆源性胰腺炎患者给予抗生素,为预防真菌感染,应加用抗真菌药物。

(6)防治休克:维持水电平衡,应早期迅速补充水电解质、血浆、全血。患者还易发生低钾血症、低钙血症,在疾病早期应注意观察,及时矫正。

(7)心理护理:指导患者减轻疼痛的方法,解释各项治疗措施的意义。

2.术后护理

(1)术后各种引流管的护理:①熟练掌握各种管道的作用,将导管贴上标签后与引流装置正确连接,妥善固定,防止导管滑脱。②分别观察记录各引流管的引流液性状、颜色、量。③严格遵循无菌操作规程,定期更换引流装置。④保持引流通畅:防止导管扭曲,重型患者常有血块、坏死组织脱落,容易造成引流管阻塞。如有阻塞可用无菌温生理盐水冲洗。经常更换体位,以利引流。⑤冲洗液、灌洗液现用现配。⑥拔管护理:当患者体温正常并稳定10天左右,白细胞计数正常,腹腔引流液少于每天5 mL、引流液淀粉酶测定正常后可考虑拔管。拔管后要注意拔管处伤口有无渗漏,如有渗液应及时更换敷料。拔管处伤口可在1周左右愈合。

(2)伤口护理:观察有无渗液、有无裂开,按时换药;并发胰外瘘时,要注意保持负压引流通畅,并用氧化锌糊剂保护瘘口周围皮肤。

(3)营养支持治疗与护理:根据患者营养评定状况,计算需要量,制订计划。第一阶段,术前和术后早期,需抑制分泌功能,使胰腺处于休息状态,同时因胃肠道功能障碍,此时需完全胃肠外营养(TPN)2~3周。第二阶段,术后3周左右,病情稳定,肠道功能基本恢复,可通过空肠造瘘提供营养3~4周,称为肠道营养(TEN)。第三阶段,逐渐恢复经口进食,称为胃肠内营养(EN)。

(4)做好基础生活护理和心理护理。

(5)并发症的观察与护理。①胰腺脓肿及腹腔脓肿:术后2周的患者出现高热,腹部肿块,应考虑其可能。一般均为腹腔引流不畅,胰腺坏死组织及渗出液局部积聚感染所致。非手术疗法无效时应手术引流。②胰瘘:如观察到腹腔引流有无色透明腹腔液经常外漏,其中淀粉酶含量高,为胰液外漏所致,合并感染时引流液可显脓性。多数可逐渐自行愈合。③肠瘘:主要表现为明显的腹膜刺激征,引流液中伴有粪渣。瘘管形成后用营养支持治疗。长期不愈者,应考虑手术治疗。④假性胰腺囊肿:多数需手术行囊肿切除或内引流手术,少数患者经非手术治疗6个月可自行吸收。⑤糖尿病:胰腺部分切除后,可引起内、外分泌缺失。注意观察血糖、尿糖的变化,根据化验报告补充胰岛素。⑥心理护理:由于病情重,术后引流管多,恢复时间长,患者易产生悲观急躁情绪,因此应关心体贴鼓励患者,帮助患者树立战胜疾病的信心,积极配合治疗。

(八)健康教育

(1)饮食应少量多餐,注意食用富有营养易消化食物,避免暴饮暴食及酗酒。

(2)有胆管疾病、病毒感染者应积极治疗。

(3)告知会引发胰腺炎的药物种类,不得随意服药。

(4)有高糖血症,应遵医嘱口服降糖药或注射胰岛素,定时查血糖、尿糖,将血糖控制在稳定水平,防治各种并发症。

(5)出院 4～6 周,避免过度疲劳。

(6)门诊应定期随访。

三、胰腺癌、壶腹部癌

胰腺癌是常见消化道肿瘤之一,以男性多见,40 岁以上患者占 80%,癌肿发生在胰头部位占 70%～80%,体尾部癌约占 12%。其转移途径有血行、淋巴途径转移和直接浸润,癌细胞还可沿胰周神经由内向外扩散。壶腹部癌是指胆总管末段壶腹部和十二指肠乳头的恶性肿瘤,在临床上与胰腺癌有不少共同点,统称为壶腹周围癌。

(一)临床表现

1.腹痛和上腹饱胀不适

初期仅表现为上腹部胀闷感及隐痛。随病情加重,疼痛逐渐剧烈,并可牵涉到背部,胰头部癌疼痛多位于上腹居中或右上腹部疼痛,胰体尾部癌疼痛多在左上腹或左季肋部疼痛。晚期可向背部放射,少数患者以此为首发症状,当癌肿侵及腹膜后神经丛时,疼痛常剧烈难受,尤以夜间为甚,以至于患者常取端坐位。

2.消化道症状

患者常有食欲缺乏、恶心、呕吐、厌食油腻和动物蛋白饮食、消化不良、腹泻或便秘、呕吐和黑便。

3.黄疸

胰腺癌侵及胆管时可出现黄疸,其特征是进行性加深并伴尿黄,大便呈陶土色及皮肤瘙痒。胰头癌因其靠近胆管,故黄疸发生较早,胰体尾部癌距胆管较远,通常到晚期才发生黄疸。

4.乏力和消瘦

胰腺癌较早出现乏力及消瘦,常于短期内出现明显消瘦。

5.发热

少数患者可出现持续性或间歇性低热。

6.腹部肿块

患者主要表现为肝大,胆囊肿大,晚期患者可扪及胰腺肿大。

7.腹水

晚期患者可见腹水。

(二)辅助检查

1.实验室检查

(1)免疫学检查:癌胚抗原(CEA)、胰腺胚胎抗原(POA)、胰腺癌相关抗原(PCAA)、胰腺癌特异抗原(PaA)、糖类抗原19-9(CA19-9)均增高。

(2)血清生化检查:早期可有血、尿淀粉酶增高、空腹血糖增高,糖耐量试验,有黄疸时,血清胆红素增高,碱性磷酸酶升高,转氨酶轻度升高,尿胆红素阳性;无黄疸的胰体尾癌可见转肽酶升高。

2.影像学检查

主要影像学检查有超声检查、CT、内镜逆行胰胆管造影(ERCP)、腹腔镜检查、X线钡餐检查。

(三)治疗原则

早期发现、早期诊断、早期手术治疗。手术切除是胰头癌最有效的治疗方法。胰腺癌无远处转移者,应争取手术切除,常用的手术方法有胰头十二指肠切除术。对不能切除的患者,应行内引流手术,即胆总管与空肠或十二指肠吻合。术后采用综合治疗包括化学、免疫和放射疗法及中医中药治疗。为控制晚期患者的疼痛可采用剖腹或经皮行腹腔神经丛无水乙醇注射治疗。

(四)护理措施

1.手术前护理

(1)心理支持:每次检查及护理前给予解释,尊重患者心理调适的过程。

(2)控制血糖在稳定水平:检查患者血糖、尿糖,如有高血糖,应在严密监测血糖、尿糖的基础上调整胰岛素用量,将血糖控制在稳定水平。

(3)改善凝血功能:遵医嘱给予维生素K。

(4)改善营养:术前应鼓励患者进富有营养饮食,必要时给予胃肠外营养。

(5)术前日常规皮肤准备,术前晚灌肠。

2.手术后护理

(1)观察生命体征:由于胰头癌切除涉及的器官多、创伤重,术后要严密观察生命体征。

(2)防治感染:胰头十二指肠切除术手术大、范围广,消化道吻合多,感染机会多,故术后应遵医嘱静脉加用广谱抗生素。术后更换敷料应严格遵循无菌操作规程。

(3)维持水、电解质和酸碱平衡:手术范围大、创伤大,术后引流管多,消化液及体液丢失,易导致脱水、低钾、低钙等,应准确记录出入量。按医嘱及时补充水和电解质,以维持其平衡。

(4)加强营养:术后给予静脉高营养,静脉输血、血浆、清蛋白及脂肪乳,氨基酸等。限制脂肪饮食,少量多餐。

(5)引流管护理:应妥善固定引流管,保持引流通畅,并观察记录引流液的颜色、性质和量。患者无腹胀、无腹腔感染、无引流液时可去除引流管。

(6)术后出血的防治与护理:观察患者有无切口出血、胆管出血及应激性溃疡出血。

(7)低血糖监测:胰头十二指肠切除患者术后易发生低血糖,注意每天监测血糖、尿糖变化。

(8)胰瘘的预防与护理:胰瘘多发生在术后5～7天。

(9)胆瘘的预防与护理:多发生于术后2～9天。表现为右上腹痛、发热、腹腔引流液呈黄绿色,T形管引流量突然减少,有局限性或弥漫性腹膜炎表现,严重者出现休克症状。术后应保持T形管引流畅通,将每天胆汁引流量做好记录,发现问题,及时与医师联系。

(10)化疗护理:适用于不能行根治性切除的胰腺癌,术后复发性胰腺癌和合并肝转移癌。

(11)心理护理:给予心理支持,促进早日痊愈。

(五)健康教育

(1)出院后对于胰腺功能不足,消化功能差的患者,除应用胰酶替代剂外,同时采用高蛋白、高糖、低脂肪饮食,给予脂溶性维生素。

(2)定期检测血糖、尿糖,发生糖尿病时给予药物治疗。

(3)3～6个月复查一次,如出现进行性消瘦、乏力、贫血、发热等症状,应回医院诊治。

第二节 脾 破 裂

一、概述

脾脏是一个血供丰富而质脆的实质性器官,脾脏是腹部脏器中最容易受损伤的器官,发生率几乎占各种腹部损伤的 40％左右。它被与其包膜相连的诸韧带固定在左上腹的后方,尽管有下胸壁、腹壁和膈肌的保护,但外伤暴力很容易使其破裂引起内出血。以真性破裂多见,约占 85％。根据不同的病因,脾破裂分成两大类:①外伤性破裂,占绝大多数,都有明确的外伤史,裂伤部位以脾脏的外侧凸面为多,也可在内侧脾门处,主要取决于暴力作用的方向和部位。②自发性破裂,极少见,且主要发生在病理性肿大(门静脉高压症、血吸虫病、淋巴瘤等)的脾脏;如仔细追询病史,多数仍有一定的诱因,如剧烈咳嗽、打喷嚏或突然改变体位等。

二、护理评估

(一)健康史

了解患者腹部损伤的时间、地点,以及致伤源、伤情、就诊前的急救措施、受伤至就诊之间的病情变化,如果患者神志不清,应询问目击人员。患者一般有上腹火器伤、锐器伤或交通事故、工伤等外伤史或病理性(门静脉高压症、血吸虫病、淋巴瘤等)的脾大病史。

(二)临床表现

脾破裂的临床表现以内出血及腹膜刺激征为特征,并常与出血量和出血速度密切相关。出血量大而速度快的很快就出现低血容量性休克,伤情十分危急;出血量少而慢者症状轻微,除左上腹轻度疼痛外,无其他明显体征,不易诊断。随着时间的推移,出血量越来越大,才出现休克前期的表现,继而发生休克。由于血液对腹膜的刺激而有腹痛,起始在左上腹,慢慢涉及全腹,但仍以左上腹最为明显,同时有腹部压痛、反跳痛和腹肌紧张。

(三)诊断及辅助检查

创伤性脾破裂的诊断主要依赖:①损伤病史或病理性脾大病史。②临床有内出血的表现。③腹腔诊断性穿刺抽出不凝固血液等。④对诊断确有困难、伤情允许的病例,采用腹腔灌洗、B超、核素扫描、CT或选择性腹腔动脉造影等帮助明确诊断。B超是一种常用检查,可明确脾脏破裂程度。⑤实验室检查发现红细胞、血红蛋白和血细胞比容进行性降低,提示有内出血。

(四)治疗原则

随着对脾功能认识的深化,在坚持"抢救生命第一,保留脾第二"的原则下,尽量保留脾的原则已被绝大多数外科医师接受。彻底查明伤情后尽可能保留脾脏,方法有生物胶黏合止血、物理凝固止血、单纯缝合修补、部分脾切除等,必要时行全脾切除术。

(五)心理、社会因素

导致脾破裂的原因均是意外,患者痛苦大、病情重,且在创伤、失血之后,处于紧张状态,患者常有恐惧、急躁、焦虑,甚至绝望,又担心手术能否成功,对手术产生恐惧心理。

三、护理问题

(一)体液不足

体液不足与损伤致腹腔内出血、失血有关。

(二)组织灌注量减少

组织灌注量减少与导致休克的因素依然存在有关。

(三)疼痛

疼痛与脾部分破裂、腹腔内积血有关。

(四)焦虑或恐惧

焦虑或恐惧与意外创伤的刺激、出血及担心预后有关。

(五)潜在并发症

出血。

四、护理目标

(1)患者体液平衡能得到维持,不发生失血性休克。

(2)患者神志清楚,四肢温暖、红润,生命体征平稳。

(3)患者腹痛缓解。

(4)患者焦虑或恐惧程度缓解。

(5)护士要密切观察病情变化,如发现异常,及时报告医师,并配合处理。

五、护理措施

(一)一般护理

(1)严密观察监护伤员病情变化:把患者的脉率、血压、神志、氧饱和度(SaO_2)及腹部体征作为常规监测项目,建立治疗时的数据,为动态监测患者生命体征提供依据。

(2)补充血容量:建立两条静脉通路,快速输入平衡盐液及血浆或代用品,扩充血容量,维持水、电解质及酸碱平衡,改善休克状态。

(3)保持呼吸道通畅:及时吸氧,改善因失血而导致的机体缺氧状态,改善有效通气量,并注意清除口腔中异物、假牙,防止误吸,保持呼吸道通畅。

(4)密切观察患者尿量变化:怀疑脾破裂病员应常规留置导尿管,观察单位时间的尿量,如尿量>30 mL/h,说明病员休克已纠正或处于代偿期。如尿量<30 mL/h甚至无尿,则提示患者已进入休克或肾衰竭期。

(5)术前准备:观察中如发现继续出血(48小时内输血超过1 200 mL)或有其他脏器损伤,应立即做好药物皮试、备血、腹部常规备皮等手术前准备。

(二)心理护理

对患者要耐心做好心理安抚,让患者知道手术的目的、意义及手术效果,消除紧张恐惧心理,还要尽快通知家属并取得其同意和配合,使患者和家属都有充分的思想准备,积极主动配合抢救和治疗。

(三)术后护理

(1)体位:术后应去枕平卧,头偏向一侧,防止呕吐物吸入气管,如清醒后血压平稳,病情允许可采取半卧位,以利于腹腔引流。患者不得过早起床活动。一般需卧床休息10~14天。以B超或CT检查为依据,观察脾脏愈合程度,确定能否起床活动。

(2)密切观察生命体征变化:按时测血压、脉搏、呼吸、体温,观察再出血倾向。部分脾切除患者,体温持续在38~40 ℃ 2~3周,化验检查白细胞计数不高,称为"脾热"。对"脾热"的患者,按高热护理及时给予物理降温,并补充水和电解质。

(3)管道护理:保持大静脉留置管输液通畅,保持无菌,定期消毒。保持胃管、导尿管及腹腔引流管通畅,妥善固定,防止脱落,注意引流物的量及性状的变化。若引流管引流出大量的新鲜血性液体,提示活动性出血,及时报告医师处理。

（4）改善机体状况，给予营养支持：术后保证患者有足够的休息和睡眠，禁食期间补充水、电解质，避免酸碱平衡失调，肠功能恢复后方可进食。应给予高热量、高蛋白、高维生素饮食，静脉滴注复方氨基酸、血浆等，保证机体需要，促进伤口愈合，减少并发症。

（四）健康教育

（1）患者住院2～3周后出院，出院时复查CT或B超，嘱患者每月复查1次，直至脾损伤愈合，脾脏恢复原形态。

（2）嘱患者若出现头晕、口干、腹痛等不适，均应停止活动并平卧，及时到医院检查治疗。

（3）继续注意休息，脾损伤未愈合前避免体力劳动，避免剧烈运动，如弯腰、下蹲、骑摩托车等。注意保护腹部，避免外力冲撞。

（4）避免增加腹压，保持排便通畅，避免剧烈咳嗽。

（5）脾切除术后，患者免疫力低下，注意保暖，预防感冒，避免进入拥挤的公共场所。坚持锻炼身体，提高机体免疫力。

第三节　急性阑尾炎

一、概念

急性阑尾炎是外科最常见的急腹症之一，多发生于青壮年，以20～30岁为多，男性比女性发病率高。若能正确处理，绝大多数患者可以治愈，但如延误诊断治疗，可引起严重并发症，甚至造成死亡。

根据急性阑尾炎发病过程的病理解剖学变化，分为4种类型。

（一）急性单纯性阑尾炎

炎症主要侵及黏膜和黏膜下层，渐向肌层和浆膜层扩散。阑尾外观轻度肿胀，黏膜和黏膜下层充血、水肿，黏膜表面有小溃疡和出血点。浆膜轻度充血，表面可有少量纤维素性渗出物。

（二）急性化脓性阑尾炎

炎症主要侵及肌层和浆膜层。此时阑尾明显肿胀，阑尾黏膜的溃疡面加大，阑尾腔内有积脓。浆膜高度充血,有脓性渗出物。阑尾周围的腹腔内有少量混浊液。

(三)坏疽性及穿孔性阑尾炎

阑尾管壁坏死或部分坏死,呈暗紫色或黑色。如管腔梗阻又合并管壁坏死时,2/3病例可发生穿孔,穿孔后可引起急性弥漫性腹膜炎。

(四)阑尾周围脓肿

急性阑尾炎化脓坏疽时,大网膜将坏疽阑尾包裹或将穿孔后形成的弥漫性腹膜炎局限,出现炎性肿块或形成阑尾周围脓肿。急性阑尾炎与阑尾管腔堵塞、胃肠道疾病影响、细菌入侵等因素有关。

二、临床表现

(一)腹痛

典型的急性阑尾炎多起于中上腹和脐周,数小时后腹痛转移并固定于右下腹,腹痛为持续性,阵发性加剧。早期阶段是由于管腔扩张和管壁肌收缩引起的内脏神经反射性疼痛,常不能确切定位。当阑尾炎症波及浆膜层和壁腹膜时,因后者受体神经支配,痛觉敏感,定位确切,疼痛即固定于右下腹。转移性右下腹痛是阑尾炎特征性的症状。据统计70%～80%的急性阑尾炎患者具有这种典型的转移性腹痛的特点。不同病理类型阑尾炎的腹痛有差异。如单纯性阑尾炎是轻度隐痛;化脓性阑尾炎呈阵发性胀痛和剧痛;坏疽性阑尾炎呈持续性剧烈腹痛;穿孔性阑尾炎因阑尾管腔压力骤减,腹痛可暂时减轻,但出现腹膜炎后,腹痛呈持续性加剧。

(二)胃肠道症状

食欲缺乏、恶心、呕吐常很早发生,但多不严重,一部分患者可有腹泻(青年人多见)或便秘(老年人多见)等。盆腔位阑尾炎时,炎症刺激直肠和膀胱,可引起里急后重和排尿痛。并发弥漫性腹膜炎时,可出现腹胀。

(三)全身症状

早期体温多正常或低热,体温在38 ℃以下,患者有乏力、头痛等。化脓性阑尾炎坏疽穿孔后,体温明显升高,全身中毒症状重。如有寒战、高热、黄疸,应考虑为化脓性门静脉炎。

(四)体征

1.右下腹压痛

右下腹压痛是急性阑尾炎最重要的体征。压痛点常在脐与右髂前上棘连线中、外 1/3 交界处,也称为麦氏(Mcburney)点。随阑尾解剖位置的变异,压痛点可改变,但压痛点始终在一个固定的位置上,右下腹固定压痛是早期阑尾炎诊断的重要依据。

2.反跳痛(Blumberg 征)

用手指深压阑尾部位后迅速抬起手指,患者感到剧烈腹痛为反跳痛,表明炎症已经波及壁腹膜。

3.腹肌紧张

化脓性阑尾炎时,可出现腹肌紧张,阑尾炎坏疽穿孔时则更为明显。检查腹肌时,腹部两侧及上下应对比触诊,可准确判断有无腹肌紧张及其紧张程度。

4.结肠充气试验

用一手压住左下腹降结肠部,再用另一手反复压迫近侧结肠部,结肠内积气即可传至盲肠和阑尾部位,引起右下腹痛感者为阳性。

5.腰大肌试验

患者取左侧卧位,将右下肢向后过伸,引起右下腹痛者为阳性。提示阑尾位置靠后,炎症波及腰大肌(即后位阑尾炎)。

6.闭孔肌试验

患者取仰卧位,右髋和右膝均屈曲 90°,并将右股向内旋转,引起右下腹痛者为阳性,说明阑尾位置较低,炎症已波及闭孔肌(即低位性阑尾炎)。

7.直肠指诊

盆腔阑尾炎,直肠右前方可有触痛;盆腔脓肿者,可触及有弹性感的压缩包块。

三、辅助检查

(一)实验室检查

多数急性阑尾炎患者的白细胞数及中性粒细胞比例增高;尿常规检查可见有少量红细胞及白细胞。

(二)腹部 X 线平片检查

少数患者可发现阑尾粪石。

四、护理措施

急性阑尾炎诊断明确后,如无手术禁忌,原则上应早期手术治疗,既安全,又可防止并发症的发生。非手术治疗仅适用于早期单纯性阑尾炎或有手术禁忌证者。

(一)非手术治疗的护理

(1)体位:取半卧位卧床休息。

(2)禁食:减少肠蠕动,利于炎症局限,禁食期间给静脉补液。

(3)密切观察病情变化。①腹部症状和体征的变化:观察期间如腹痛突然减轻,并有明显的腹膜刺激征,且范围扩大,提示阑尾已穿孔,应立即手术治疗。②全身情况:观察精神状态,每4～6小时测量体温、脉搏、呼吸1次,若出现寒战、高热、黄疸,可能为门静脉炎,应及时通知医师处理。③观察期间每6～12小时查血常规1次。

(4)非手术治疗期间禁用吗啡类镇痛剂,以免掩盖病情。同时禁服泻药及灌肠,以免肠蠕动加快,肠内压增高,导致阑尾穿孔或炎症扩散。

(5)使用有效的抗生素抗感染。

(6)做好术前准备:非手术治疗期间如确定患者需手术治疗,应做好术前准备。

(二)术后护理

(1)卧位:术后血压平稳后,取半卧位,使炎性液体流至盆腔,防止膈下感染。

(2)饮食:通常在排气后进食。

(3)早期活动:术后24小时可起床活动,促进肠蠕动恢复,防止肠粘连,增进血液循环,促进伤口愈合。

(4)应用抗生素:化脓性或坏疽穿孔性阑尾炎术后应选用有效抗生素。

(5)做好腹腔引流管护理:保持引流通畅,并做好观察记录。根据病情变化,可在术后48～72小时酌情拔除。

(6)术后并发症的观察与护理。①切口感染:多因手术时污染伤口、腹腔引流不畅所致,阑尾坏疽或穿孔者尤易发生。术后3～5天体温逐渐升高,患者感觉伤口疼痛,切口周围皮肤有红肿、触痛,应及时发现并报告医师进行处理。②腹腔脓肿:由于腹腔残余感染或阑尾残端处理不当所致。常发生于术后5～7天。表现为体温持续升高或下降后又上升,有腹痛、腹胀、腹部包块,及里急后重感。应采取半卧位,使脓液流入盆腔,减少中毒反应。同时使用抗生素,未见好转者,应及时行手术切开引流。③腹腔出血:少见,但很严重。由于阑尾动脉结扎线脱落所致。常发生于术后几小时至数天内。患者有腹痛、腹胀,并伴有面色苍白、脉速、出冷汗、血压下降等出血性休克症状。必须立即平卧,氧气吸入,并与医师联系,静脉输血、输液,必要时手术止血。④粪瘘:少见。由阑尾残端结扎线脱落或手术时误伤肠管所致。感染较局限,患者表现为持续低热、腹痛、切口不能愈合且有粪水不断地从肠腔流至腹腔或腹壁外。应及时更换伤口敷料,应用抗生素治疗后大多能治愈。如长期不能愈合,则需手术修补。

第五章 骨科护理

第一节 肱骨干骨折

一、基础知识

(一)解剖生理

肱骨干是指肱骨外科颈下 1 cm 至肱骨髁上 2 cm 之间的部分,肱骨干中下1/3 交界处后外侧有桡神经沟,此处骨折易损伤桡神经;肱骨中段有营养动脉穿入下行,中段以下骨折易损伤营养血管而影响骨折愈合。此外,肱骨干骨折有时也伤及由上臂经过的肱动脉、肱静脉、正中神经和尺神经。

(二)病因

直接暴力和间接暴力均可造成肱骨干骨折,肱骨干上 1/3、中 1/3 骨质较为坚硬。该段骨折多由直接暴力引起,如棍棒打击、重物挤压和机器缠绞等,折线多为横断或粉碎。肱骨干周围有许多肌肉附着,由于肩部和上臂周围肌肉牵拉,在不同平面的骨折可造成不同方向的移位。

(三)分类

1.肱骨干上 1/3 骨折

骨折线若在胸大肌附着点以下,三角肌止点以上,则近折端受三角肌、喙肱肌、肱二头肌和肱三头肌的牵拉而向上向外移位。

2.肱骨干中 1/3 骨折

骨折线若在三角肌止点以下,近折端受三角肌牵拉向前、向外移位,远折端受肱二头肌、肱三头肌牵拉而向上移位。如患者将患肢屈肘悬于胸前,远折端将向内旋转移位。

3.肱骨干下1/3骨折

多为间接暴力引起,折线多为斜形或螺旋形,暴力方向、前臂和肘关节的位置不同可引起不同移位,大多有成角移位(图5-1)。

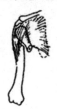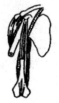

图 5-1　肱骨干骨折

(四)临床表现

伤后患臂疼痛、肿胀明显、活动障碍,患肢不能抬举,局部有明显环形压痛和纵向叩击痛。检查时必须注意腕及手指的功能,以便确定是否合并有神经损伤。肱骨中下1/3骨折常易合并桡神经损伤,桡神经损伤后,可出现腕下垂、掌指关节不能伸直,拇指不能伸展,手背第1、2掌骨间(虎口区)皮肤感觉障碍。

二、治疗原则

(一)手法复位小夹板固定

肱骨干各型骨折均可在局麻下或臂丛麻醉下行手法整复,根据 X 片移位情况,分析受伤机制,采取复位手法。麻醉后,纵向牵引纠正重叠,推按骨折两断端复位,小夹板固定。长管型石膏也可固定,但限制肩、肘关节活动。若石膏过重造成骨端分离,影响骨折愈合。

(二)骨折合并桡神经损伤

骨折无移位,神经多为挫伤,用小夹板或石膏固定,观察 1～3 个月,神经无恢复可手术探查。骨折移位明显,桡神经有嵌入骨折断端可能。手法复位可造成神经断裂,应特别小心。手术探查神经时,同时做骨折复位内固定。晚期神经损伤多为压迫或粘连,应考虑手术治疗。

(三)开放骨折

伤势轻、无神经受损,可彻底清创,关闭伤口,闭合复位外固定,变开放伤为闭合伤。伤情重、错位多可彻底清创,探查神经、血管,同时复位固定骨折。

(四)陈旧性肱骨干骨折不愈合

肱骨干骨折无论用石膏或小夹板固定,都因肢体重量悬吊的作用很少发生重叠、旋转及成角畸形,而因牵拉过度造成延迟愈合或不愈合者则多见,用石膏固定尤为常见。治疗肱骨干骨折时,要注意骨折断端分离,早期发现及时处理。已经不愈合者,应手术内固定并植骨促进愈合。

三、护理

(一)非手术治疗及术前的护理

(1)减轻或预防不良情绪。

(2)给予高蛋白、高热量、高维生素、含钙丰富的饮食。

(3)U形石膏托固定时可平卧。患肢以枕垫起,悬垂固定,2周内只能取坐位或半坐位。

(4)合并桡神经损伤者应注意预防皮肤溃疡。

(5)外固定期间注意观察伤肢血液循环;合并桡神经损伤者观察感觉和运动功能恢复情况;注意肱动脉、肱静脉损伤情况。如发生可出现肢端皮肤苍白、皮温低、肿胀、发绀、湿冷等。

(6)功能锻炼。①早、中期:骨折固定后立即进行伤臂肌肉的收缩活动。握拳、腕伸屈及主动耸肩等动作,每天3次。②晚期:去除固定后逐渐进行摆肩。肩屈伸、内收、外展、内外旋等练习。

(二)术后护理

(1)内固定术后或使用外展架固定者,宜半卧位,平卧位时患肢下垫软枕。

(2)疼痛的护理:①找出引起疼痛的原因。②手术切口疼痛可用镇痛药;缺血性疼痛及时解除压迫;感染时及时处理伤口,应用抗生素。③移动时保护患处。

(3)预防血管痉挛:进行神经修复和血管重建术后,可能出现血管痉挛,应做到以下几点:①避免一切不良刺激。②一周内应用扩血管、抗凝药物。③密切观察患肢血液循环变化。④功能锻炼。

四、健康指导

(1)注意保持功能体位。

(2)合并桡神经损伤者遵医嘱服用神经营养药物。

(3)继续进行功能锻炼:复位固定后即可进行手指主动伸屈运动。外固定或手术内固定者,2~3周后进行腕、肘关节的主动运动和肩关节的内收、外展运动;4~6周后进行肩关节的旋转活动。

（4）复诊：U 形石膏固定者，肿胀消退后复诊；悬吊石膏固定 2 周后更换长臂石膏托，维持 6 周左右；伴桡神经损伤者，定期复查肌电图。

第二节　尺、桡骨干骨折

尺、桡骨干骨折可由直接暴力、间接暴力、扭转暴力引起，青少年多见，占各类骨折的 6%。

一、病因与发病机制

（一）直接暴力

由重物打击、机器或车轮的直接碾压，导致同一平面的横形或粉碎性骨折。

（二）间接暴力

跌倒时手掌着地，暴力通过腕关节向上传导，暴力作用首先使桡骨骨折。若暴力较强，则通过骨间膜向内下方传导，可引起低位尺骨斜形骨折。

（三）扭转暴力

跌倒时前臂旋转、手掌着地，或手遭受机器扭转暴力，导致不同平面的尺桡骨螺旋形骨折或斜形骨折。可并发软组织撕裂、神经血管损伤，或合并他处骨折。

二、临床表现

伤侧前臂出现疼痛、肿胀、成角畸形及功能障碍，主要不能进行旋转活动。局部明显压痛，严重者出现剧痛、患肢肿胀、手指屈曲。可扪及骨折端、骨摩擦感及假关节活动。听诊骨传导音减弱或消失。严重者可发生骨筋膜室综合征。

三、实验室及其他检查

正位及侧位 X 线片可见骨折的部位、类型及移位方向，及是否合并有桡骨头脱位或尺骨小头脱位。

四、诊断

可依据临床检查、X 线正侧位片确诊。

五、治疗

(一)手法复位外固定

可在局部麻醉或臂丛神经阻滞麻醉下进行,重点是矫正旋转移位,恢复骨膜紧张度,紧张的骨间膜牵动骨折端复位。复位成功后,用小夹板或石膏托固定。

(二)切开复位内固定

不稳定骨折或手法复位失败者倾向于切开复位,螺钉钢板或髓内针内固定术治疗。

六、护理

(一)保持有效的固定

注意观察石膏或夹板是否有松动和移位。

(二)维持患肢良好血液循环

术后抬高患肢,观察患肢皮肤的颜色、温度、有无肿胀及桡动脉搏动情况。如出现剧痛,手部皮肤苍白、发凉、麻木,被动伸指疼痛,桡动脉搏动减弱或消失等表现时,提示骨筋膜室综合征的发生。如有缺血表现,立即通知医师处理。

(三)康复锻炼

术后 2 周开始练习手指屈伸活动和腕关节活动。4 周后开始练习肘、肩关节活动。8～10 周后 X 线片证实骨折愈合后,可进行前臂旋转活动。

第三节　桡骨远端骨折

桡骨远端骨折(Colles 骨折)指距桡骨远端关节面 3 cm 内的骨折,占全身骨折的6.7％～11％,多见于有骨质疏松的中老年人。

一、病因与发病机制

多由间接暴力引起,通常跌倒时腕关节处于背伸位、手掌着地、前臂旋前,应力由手掌传导到桡骨下端发生骨折。骨折远端向背侧及桡侧移位。

二、临床表现

骨折部疼痛、肿胀,可出现典型畸形,由于骨折远端向背侧移位,侧面看呈

"银叉"畸形,骨折远端向桡侧移位,并有缩短桡骨茎突上移畸形,正面看呈"枪刺刀样"畸形(见图 5-2)。检查局部压痛明显,腕关节活动障碍,皮下出现瘀斑。

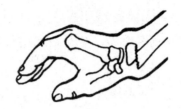

图 5-2 骨折后典型移位

三、实验室及其他检查

X 线片可见骨折端移位表现有:桡骨远骨折端向背侧移位,远端向桡侧移位,骨折端向掌侧成角。可同时有下尺桡关节脱位及尺骨茎突撕脱骨折。

四、诊断要点

根据 X 线检查结果和受伤史可明确诊断。

五、治疗

(一)手法复位外固定

局部麻醉下手法复位后,用超过腕关节的小夹板固定或石膏夹板在屈腕、尺偏位固定 2 周,消肿后,腕关节中立位继续用小夹板或改用前臂管型石膏固定。

(二)切开复位内固定

严重粉碎性骨折有明显移位者,桡骨下端关节面破坏;手法复位失败,或复位后不能维持固定者,应切开复位,用松质骨螺钉或钢针固定。

六、护理

(一)保持有效的固定

骨折复位固定后不可随意移动位置,注意维持骨折远端旋前、掌曲、尺偏位。避免腕关节旋后或旋前。肿胀消除后要及时调整石膏或夹板的松紧度。

(二)密切观察患肢血液循环情况

如有无腕部肿胀、疼痛、颜色异常、皮温降低等。

(三)康复锻炼

复位当天或手术后次日可做肩部的前后摆动练习,2～3 天后可做肩肘部的主动活动。2～3周后可进行手和腕部的抗阻力练习。后期做腕部的主动屈伸练习和前臂的旋前、旋后牵引练习。

第四节　股骨干骨折

股骨干骨折是指由小转子下至股骨髁上部位骨干的骨折。

一、病因与发病机制

由强大的直接暴力或间接暴力所致,多见于30岁以下的男性。直接暴力可引起横形或粉碎性骨折,间接暴力多为坠落伤,可引起斜形骨折或螺旋形骨折。

二、临床表现

股骨干骨折后出血多,当高能损伤时,软组织破坏,出血和液体外渗,肢体明显肿胀。常导致低血容量性休克。患侧肢体短缩、成角、旋转和功能障碍,可有骨擦感。如果损伤腘窝血管和神经,可出现远端肢体的血液循环、感觉、运动功能障碍。常见的并发症有低血容量性休克、脂肪栓塞综合征、深静脉血栓、创伤性关节炎等。

三、实验室及其他检查

X线正侧位摄片应包括其近端的髋关节和远端的膝关节。骨折早期进行血气监测,可监测脂肪栓塞的发生。

四、诊断

根据受伤史及受伤后患肢缩短、外旋畸形,X线正侧位片可明确骨折的部位和类型。

五、治疗

(一)儿童股骨干骨折的治疗

3岁以下儿童股骨干骨折常用 Bryant 架行双下肢垂直悬吊牵引。牵引重量以臀部稍悬空为宜。牵引时间为3～4周。由于儿童骨骼愈合塑形能力强,骨折断端即使重叠1～2 cm,轻度向前、外成角是可以自行纠正的。但不能有旋转畸形。

(二)成人股骨干骨折的治疗

一般采用骨牵引,持续股骨髁上或胫骨结节骨牵引,直到骨折临床愈合,一般需 6～8 周。牵引过程中要复查 X 线,了解复位情况。非手术治疗失败或合并有神经、血管损伤或伴有多发性损伤不宜卧床过久的老年人可采用切开复位内固定,钢板、螺钉、带锁髓内针固定。

六、护理

(一)牵引的护理

小儿垂直悬吊牵引时,经常触摸患儿足部温度、颜色及足背动脉的搏动情况,以防血液循环障碍及皮肤破损。为有效产生反牵引力,注意牵引时臀部要离开床面,两腿牵引重量要相等。成人牵引时要抬高床尾,保持牵引力方向与股骨干纵轴成直线。定期测量下肢长度和力线以保持有效牵引。骨牵引针处应每天消毒,严禁去除血痂。注意检查足背伸肌功能。腓骨头处加垫软垫,以防腓总神经受损伤。防止发生压疮。

(二)功能锻炼

1.小儿骨折

炎性期卧床进行股四头肌的静力收缩。骨痂形成期,患儿从不负重行走过渡到负重行走。骨痂成熟期,由部分负重行走过渡到完全负重行走。

2.成人骨折

除疼痛减轻后进行股四头肌等长收缩外,还要练习踝关节、足关节等小关节的活动。去除外固定后,可进行行走训练,适应下床行走后,逐渐进行负重行走。

第六章　精神科护理

第一节　精神分裂症

一、疾病概述

精神分裂症是最常见、最难描述、最难做出完整定义的重性精神病。1896 年，德国的克雷培林将其作为一个独立疾病"早发性痴呆"进行描述。1911 年，瑞士的布鲁勒对该病进行了细致的临床观察，指出该病的临床特点是精神分裂，包括联想障碍、情感淡漠、意志缺乏和继之而来的内向性，提出了"精神分裂"的概念。该病女性患病率高于男性，城市中的患病率高于农村，但无论是城市还是农村，精神分裂症的患病率均与家庭经济水平呈负相关。该病造成的直接花费和间接损失巨大，构成患者家庭及社会疾病负担的重要部分。在我国，精神分裂症的致残率达56.4％，患者及其亲属的身心健康遭到严重损害。

精神分裂症是一组常见而病因尚未完全阐明的重性精神疾病。患者具有感知、思维、情感、行为等多方面的障碍，以精神活动脱离现实，与周围环境不协调为主要特征。患者一般无意识障碍和智力缺损，部分患者可出现认知功能损害。该病多起病于青壮年，常缓慢起病，病程迁延，有慢性化倾向和衰退的可能，而部分患者经治疗可保持痊愈或基本痊愈的状态。

（一）临床表现

1.早期症状

精神分裂症患者在发病初期、主要症状出现前，可出现一些非特异性症状。其表现多种多样，一般与起病类型有关，包括以下几个方面。

（1）类神经衰弱状态：表现为不明原因的头痛、失眠、多梦、易醒、做事丢三落

四、注意力不集中、遗精、月经紊乱、倦怠乏力。患者虽有诸多不适，但无痛苦体验，且不主动就医。

（2）性格改变：一向温和、沉静的人突然变得蛮不讲理，为一点微不足道的小事就发脾气，或疑心重重，认为周围的人都跟自己过不去，见到有人讲话，就怀疑在议论自己，甚至把别人咳嗽也疑为针对自己，或出现对自己身体某个部位过分、不合理地关注。

（3）情绪反常：如无故发笑，对亲人和朋友变得淡漠，既不关心别人，又不理会别人对自己的关心，或无缘无故地紧张、焦虑、害怕。

（4）意志减退：例如，患者无明显原因而一反原有积极、热情、好学、上进的状态，工作者变得马虎，不负责任，甚至旷工，学生学习成绩下降，不专心听讲，不愿交作业，甚至逃学；或生活变得懒散，不修仪态，没有进取心，得过且过。

（5）零星出现难以理解的行为：患者一反往日热情、乐观的状态而沉默不语，动作迟疑，面无表情，或呆立、呆坐、呆视，独处，不爱交往，或对空叫骂，喃喃自语，或做些莫名其妙、令人费解的动作。

由于早期症状不具有特异性，出现频率较低，加之此时患者的其他方面基本保持正常，早期症状易被忽略。家属虽觉得患者有某些变化，但也多站在患者的角度去理解患者的症状。但早期症状对精神分裂症的早期诊断及早期治疗有重要意义，值得重视。

2.核心症状

精神分裂症的临床症状十分复杂和多样，不同类型、不同阶段的临床表现可有很大差别。患者具有特征性的思维和知觉障碍，情感、行为不协调，脱离现实环境，症状可分为阳性、阴性症状及认知功能障碍。

（1）阳性症状：主要指正常心理功能的偏移或扭曲；涉及感知、思维、情感和意志行为等多个方面，多在疾病的早期或急性发作期出现。常见的阳性症状如下。

知觉障碍：包括幻觉、错觉和感知综合障碍。①幻觉指没有现实刺激作用于感觉器官时出现的知觉体验，是一种虚幻的知觉。最常出现的知觉障碍是幻听。其内容可以是非言语性的，如机器轰鸣声、流水声、鸟叫声；也可以是言语性的，如在无客观刺激下，患者听见有人喊自己的名字，或听到某些人的秽语，或听到来自"天外"的神灵或外星人的讲话。有的患者还可以听到对自己进行评价、议论或发号施令的声音。幻听常影响患者的思维、情感和行为，可能出现与幻听对话，破口大骂，为之苦恼、不安或恐惧，并出现自杀及冲动毁物行为。少数患者还可出现幻视、幻嗅、幻味、幻触等。②正常人在光线暗的环境和恐惧、紧张、期待等心理状态下可产生错觉,但经验证后可纠正和消除。临床上多见错听和错视,如将一条绳索看成一条蛇。错觉还可见于其他精神障碍中,特别是有意识障碍的情况下。③感知综合障碍指患者对客观事物整体感知没有偏差,但对其个别属性的感知发生障碍。常见的有视物变形症,指感觉外界事物的形状、大小、体积发生变化,例如,患者看到母亲的脸变形,眼睛小如瓜子,鼻子大如鲜桃;空间知觉障碍,患者感到周围事物的距离发生改变;时间感知综合障碍,患者对时间的快慢出现不正确的感知;非真实感,患者感到周围事物和环境发生变化,变得不真实。

思维障碍:包括思维联想障碍、思维逻辑障碍和思维内容障碍。①思维联想障碍是精神分裂症的重要症状之一,主要表现在联想结构和联想自主性方面。联想结构障碍是指思维联系过程缺乏连贯性、目的性和逻辑性。其特点是患者在意识清楚时,思维活动联想松弛,内容散漫,缺乏主题,一个问题与另一个问题之间缺乏联系。患者说话东拉西扯,以至别人弄不懂他要传达什么信息(思维散漫)。严重时言语支离破碎,个别语句之间缺乏联系,甚至完全没有逻辑关系(思维破裂)。联想自主性障碍常伴有明显的不自主感,患者感到难以控制自己的思维,常做出妄想性判断,例如,认为自己的思想受外力的控制或操纵,主要表现有思维云集、思维中断、思维插入、思维被夺等。②思维逻辑障碍主要是指概念的形成及判断、推理方面的障碍,例如,如患者用一些很普通的词、句或动作表达某些特殊、只有患者自己明白的意义(病理性象征性思维)。某患者经常反穿衣服,以表示自己"表里合一、心地坦白"。有些患者还自创一些新的符号、图形、文字或语言并赋予特殊含义(词语新作)。③思维内容障碍主要表现为各种妄想。妄想是在病理基础上产生的歪曲信念,发生在意识清晰的情况下,是病态推理和判断的结果。据统计,最常出现的妄想有被害妄想、关系妄想、夸大妄想。其他常见的还有嫉妒妄想、非血统妄想、物理影响妄想、钟情妄想等。

情感障碍:精神分裂症患者可有焦虑、抑郁、易激惹等情感症状,尤其在疾病早期。但贯穿整个疾病过程的情感障碍特点是情感反应与环境不协调和情感的淡漠。疾病最早损害的是最细腻的情感,如对亲人的关怀和体贴。随着疾病发展,患者对周围事物的情感反应变得迟钝或平淡,对一切无动于衷,甚至对那些使人大悲大喜的事件也表现得心如止水。患者还可表现为矛盾意向、情感倒错。表情倒错,当提及悲伤的事时哈哈大笑,提及高兴的事时则痛哭流涕,有时对轻微小事则产生爆发性的情感反应。

意志行为障碍:最常见的症状是意志的下降或衰退,表现为主动性差,行为被动退缩,对生活毫无所求,如不主动与人来往,无故旷课或旷工。严重的患者懒于料理日常生活,长时间不梳洗,不换衣服,日益孤僻离群,脱离现实。有的患者表现为意向倒错,吃一些不能吃的东西,如肥皂、昆虫,或伤害自己的身体。有的患者可对一种事物产生对立的意向,表现为缄默、违拗。有的患者可表现为运动或行为障碍。此外,患者的自杀行为值得高度注意。据报道,约50%的精神分裂症患者存有自杀观念,15%的患者出现自杀行为。其原因主要是抑郁情绪、幻觉和妄想等精神症状的影响。

(2)阴性症状:指正常的心理功能缺失所表现的各种障碍,可表现为以下几个方面。①思维贫乏:患者言语减少,谈话内容空洞,应答反应时间延长等。②情感平淡或淡漠:患者对周围事物的情感反应变得迟钝或平淡,表情变化减少,最早涉及的是最细腻的情感,如对朋友、同事的关心、同情,对亲人的体贴。随着疾病发展,患者的情感体验日益贫乏,面部完全没有表情变化,对周围的人或自己漠不关心,丧失对周围环境的情感联系。③意志活动减退:可表现在很多方面,如不修边幅,不注意个人卫生,不能坚持正常的工作或学习,精力缺乏,社交活动减少或完全停止,与家人或朋友保持亲密的能力丧失。

(3)认知功能障碍:早在1919年就有学者描述了精神分裂症患者的认知功能障碍,但直到近几年人们才开始关注该障碍在康复过程的重要作用。据统计,有85%左右的精神分裂症患者有认知功能障碍的表现,可具体表现为注意警觉障碍、记忆障碍、抽象思维障碍、信息整合障碍、运动协调障碍。

(二)临床类型

精神分裂症根据其临床表现出的主导症状分型。在疾病的早期,往往很难明确分型,当疾病发展到一定阶段,其主导症状便逐渐明朗化,便于分型。精神分裂症的不同亚型有其特有的发病形式、临床特点、病程经过、治疗反应、预后,对临床有一定的指导意义。临床上常见的类型如下。

1.偏执型

偏执型又称妄想型,是精神分裂症最常见的一个类型。发病年龄多在25～35岁,起病缓慢或亚急性起病,其临床表现以相对稳定的妄想为主,关系妄想和被害妄想多见,其次为夸大、自罪、影响、钟情和嫉妒妄想等。妄想可单独存在,也可伴有以幻听为主的幻觉。幻觉妄想症状长期持续。情感障碍表面上可不明显,智力通常不受影响。患者的注意力和意志往往增强,被害妄想者的这种特点最显著,他们警惕、多疑且敏感。在幻觉妄想影响下,患者开始保持沉默,冷静地观察周围的情况,之后疑惑心情逐渐加重,可发生反抗,如反复向有关单位控诉或请求保护,严重时甚至发生伤人或杀人。患者也可能感到已成为"众矢之的",自己已无力反抗,不得已采取消极的自伤或自杀行为。因而此型患者容易引起社会治安问题。病程经过缓慢,发病数年后,在相当长时期内尚能保持工作能力,较少出现显著的人格改变和衰退。如能及时治疗,多数患者的疗效较好。患者若隐瞒自己的表现,往往不易早期发现,以致诊断困难。

2.紧张型

紧张型多在青春期或中年起病,起病较急,病程多呈发作性。以紧张性木僵或紧张性兴奋为主要表现,两种状态并存或单独发生,也可交替出现。典型表现是患者出现紧张综合征。该型近年来在临床上有减少趋势,预后较好。

(1)紧张性木僵:以运动抑制为突出表现。轻者动作缓慢,少语少动,或长时间保持某一个姿势不动。重者终日卧床,不动不食,缄默不语,对外界刺激不起反应,唾液、大小便滞留。两眼睁大或紧闭,四肢呈强直状,对被动运动有抵抗,稍轻者可能有蜡样屈曲、不自主服从、模仿动作和言语、重复动作等。意识无障碍,即使有严重的运动抑制,患者也能感知周围的事物,病后均可回忆。紧张性木僵一般持续数天至数周。木僵状态可在夜间缓解或转入兴奋。

(2)紧张性兴奋:以运动兴奋为突出表现。患者行为冲动,言语刻板,联想散漫,情感波动显著,可持续数天至数周,病情可自发缓解,或转入木僵状态。

3.青春型

青春型多在青春期(15～25岁)发病,起病较急,病情进展快,一般2周内达到高峰。症状以精神活动活跃且杂乱、多变为主。情感改变为突出表现,患者的情感肤浅、变化莫测,表情做作,行为幼稚、奇特,患者好扮鬼脸,常有冲动行为。患者可表现出本能活动亢进,尤其是性欲亢进,如言语低级、下流、当众手淫、裸体。患者可有意向倒错,如吃脏东西。患者可出现幻觉、妄想,但多是片段而零乱的,内容荒谬,与患者的幼稚行为相一致。因此,临床上这些患者看起来愚蠢和孩子气,常常不合时宜地扮怪相和傻笑,自我专注,幻觉、妄想支离破碎,而不像偏执型患者那样系统。此型病程发展较快,症状显著,虽可缓解,但易再发,预后欠佳。

4.单纯型

单纯型多在青少年期起病,经过缓慢,持续发展。早期多表现类似神经衰弱的症状,如有疲劳感、失眠、记忆减退、工作效率下降,但求医心情不迫切,即使求医也容易被疏忽或误诊。疾病初期常不引起重视,患者甚至会被误认为"不求上进""性格不够开朗"或"受到打击后意志消沉"等，经过一段时间后病情发展明显才引人注意。该型以精神活动逐渐减退为主要表现。患者出现日益加重的孤僻，行为被动，情感淡漠，失去对亲友的亲近感；懒散，甚至连日常生活都懒于自理；丧失兴趣，社交活动贫乏，生活毫无目的；学习或工作效率逐渐下降。患者一般无幻觉和妄想，虽有也是片段的或一过性的。此型自动缓解者较少，治疗效果和预后差。

5.其他类型

(1)未分化型：此型患者的症状符合精神分裂症的诊断标准，但症状复杂，同时存在各型的精神症状，无法归到上述分型中的任何一个类别，故将其放到未分化型中，此型患者在临床并不少见。

(2)残留型：在发展期的急性症状缓解后，患者尚残留片段、不显著的幻觉和妄想，或有某些轻微症状，但并不严重，仍可进行日常劳动。

(3)衰退型：病期时间已久，患者思维极度贫乏或破裂，情感淡漠，意志缺乏，行为幼稚，病情固定，波动少。

此外，英国学者 Crom 提出了精神分裂症阳性症状和阴性症状的概念。阳性症状指精神活动异常或亢进，包括有幻觉、妄想、行为冲动紊乱、情感不稳定且与环境不协调等，也称为Ⅰ型精神分裂症；阴性症状指精神功能减弱或缺乏，如思维贫乏、情感淡漠、意志活动减退、社会隔离、反应迟钝等，也称为Ⅱ型精神分裂症。研究发现两者在临床症状、对抗精神病药物的反应、预后、生物学基础上都有不同之处，按此法分型，将生物学和症状学结合在一起，有利于临床治疗药物的选择。

(三)辅助检查

精神分裂症一般没有客观的检查依据(除器质性所致精神障碍外)，因此，实验室血常规、大小便常规及生化检查一般无阳性结果。神经系统检查结果一般正常。精神状况检查可有幻觉、妄想、行为冲动紊乱、思维贫乏、意志活动减退、社会隔离、反应迟钝、情感不稳定、淡漠且与环境不协调等。脑电图、脑涨落图、心理测验可有异常发现。CT 和 MRI(磁共振成像)检查发现30%～40%精神分裂症患者有脑室扩大或其他脑结构异常，以前额角扩大最为常见。

(四)诊断要点

在遗传生物学、生物化学等实验室检查尚未发现有特异性变化以前，精神分裂症的诊断主要依据全面可靠的病史、临床特点，即建立在临床观察和描述性精神病理学的基础上。目前国内常根据《中国精神障碍分类与诊断标准(第3版)》(CCMD-3)的标准进行诊断。具体诊断标准如下。

1.症状学标准

症状至少有以下两项,并非继发于意识障碍、智能障碍、情感高涨或低落,单纯型分裂症另规定。①反复出现言语性幻听。②有明显的思维松弛、思维破裂,言语不连贯,思维贫乏或思维内容贫乏。③思想被插入、被撤走、被播散,思维中断,有强制性思维。④有被动、被控制、被洞悉体验。⑤有原发性妄想(包括妄想知觉、妄想心境)或其他荒谬的妄想。⑥出现思维逻辑倒错、病理性象征性思维或语词新作。⑦情感倒错或出现明显的情感淡漠。⑧出现紧张症、怪异行为或愚蠢行为。⑨有明显的意志减退或缺乏。

2.严重程度标准

有自知力障碍,社会功能严重受损或无法进行有效交谈。

3.病程标准

(1)符合症状学标准和严重程度标准至少已持续1个月,单纯型另有规定。

(2)若同时符合精神分裂症和情感性精神障碍的症状标准,当情感症状减轻到不能满足情感性精神障碍标准时,精神分裂症状需继续满足精神分裂症的症状标准至少2周,方可诊断为精神分裂症。

4.排除标准

排除器质性精神障碍、精神活性物质所致精神障碍和非成瘾物质所致精神障碍。尚未缓解的分裂症患者,若又罹患本项中前两类疾病,应并列诊断。

(五)治疗要点

在精神分裂症的治疗中,抗精神病药物起着重要作用。支持性心理治疗是改善患者的社会生活环境以及提高患者社会适应能力的康复措施,亦十分重要。一般在急性阶段,以药物治疗为主。在慢性阶段,康复措施对预防复发和提高患者的社会适应能力有十分重要的作用。

1.治疗总原则

(1)目前虽无法根治精神分裂症,但治疗能减轻或缓解病症,并减少其他疾病的患病率及死亡率。治疗目标是降低复发的频率、该病的严重性及心理社会性不良后果,并增强发作间歇期的心理社会功能。

(2)识别精神分裂症的促发或延续因素,提倡早期发现,早期治疗。应用恰当的药物,进行心理治疗和心理社会康复。后者的目的在于减少应激事件,使患者主动配合治疗。

（3）确定药物及其他治疗，制定全面的全程综合性治疗计划。

（4）努力取得患者及其家属的配合，增强执行治疗计划的依从性。

（5）精神科医师除直接治疗患者，还常作为合作伙伴或指导者，以团队工作的方式与其他人员根据患者的需要，最大限度地改善患者的社会功能和提高患者的生活质量。

（6）以适合患者及其家属的方式提供健康教育，并应贯穿整个治疗过程。

2.精神分裂症各期治疗原则

（1）前驱期：一旦明确分裂症的前驱症状，应立即治疗。药物可用于前驱期、先兆发作，或急性发病的防治以及间歇期症状的改善。

（2）急性期：①尽力减轻和缓解急性症状，重建或恢复患者的社会功能。②尽早使用抗精神病药。经典抗精神病药及利培酮、奥氮平应作为一线药。如存在不依从情况，可用肌内注射或静脉给药。③其他药在一种抗精神病药疗效不佳时可并用，如卡马西平、丙戊酸盐、苯二氮䓬类，可改用氯氮平等二线药物。④药物治疗无效，有紧张症或禁忌证时，电休克治疗（ECT）可作为后备手段。

（3）恢复期：①减少对患者的应激，改善症状，降低复发的可能性，增强患者适应社区生活的能力。如一种抗精神病药已使病情缓解，应续用相同量6个月，再考虑减量维持治疗。②注重心理治疗的支持作用。③避免过度逼迫患者完成高水平职业工作或实现社会功能，这样可增加复发风险。

（4）康复期：①保证患者维持和改善功能水平及生活质量，使前驱期症状或逐渐出现的分裂性症状得到有效控制，继续监测，治疗不良反应。②一旦出现早期症状，应及时干预。③抗精神病药的长期治疗计划应针对药物不良反应与复发风险加以权衡。初发患者经1年维持治疗，可尝试停药；多次反复发作者维持治疗至少5年甚至终身。

3.治疗方法

（1）抗精神病药物治疗：能有效地控制急性和慢性精神症状，提高精神分裂症的临床缓解率；在防止精神衰退治疗中常发挥出积极作用。

（2）电抽搐治疗：对紧张性兴奋、木僵、躁动、伤人、自伤和消极情绪严重者的疗效显著。症状控制后该治疗方法应配合精神药物治疗。

（3）胰岛素昏迷治疗：对妄想型和青春型精神分裂症疗效较好。由于治疗方法复杂，需要专门设施和受过训练的人员监护，治疗期长，该方法几乎已被更方便、安全的抗精神病药物取代。

（4）精神治疗：是指广义的精神治疗，纯精神分析治疗不适用于精神分裂症。

精神治疗作为一种辅助治疗有利于提高和巩固疗效,适用于妄想型和精神因素明显的恢复期患者,行为治疗有利于慢性期患者的管理与康复。

(5)精神外科治疗:是一种破坏性治疗措施,在应用其他方法久治无效后使用,是对危及社会和周围人安全的慢性难治患者最后的治疗手段。

二、护理评估

在对精神分裂症患者进行护理评估时需注意:要关心和了解患者的需求,不必注重精神分裂症的分型,因为分型与护理计划的制定关系不大;要重视患者的家属、同事、朋友提供的资料,因为许多患者对本身所患疾病缺乏自知力,很难正确反映病史;对患者心理状况、社会功能评估时,可通过与患者的直接交谈从语言、表情、行为中获得直接的资料,或可从患者的书信、日记、绘画中了解情况,临床上还常借助一些评估量表来测定。

(一)健康史

(1)个人史:患者是否足月顺产,母亲在孕期及分娩期有无异常,患者的成长及智力情况如何,有无酗酒史,生活能否自理等。

(2)现病史:此次发病的时间、表现,发病有无诱因、对学习或工作的影响程度,患者的就医经过、饮食、睡眠,患者是否服用安眠剂等,有无自杀、自伤、冲动、出走。

(3)既往史:包括患者过去是否发病、第一次发病的时间和表现、治疗经过、效果如何、是否坚持服药、病后的社会交往能力等。

(4)家族史:家族成员中是否有精神疾病患者。

(二)生理功能

(1)患者的生命体征是否正常。

(2)患者的饮食、营养状况如何,有无营养失调。

(3)患者睡眠情况如何,有无入睡困难、早醒、多梦等情况。

(4)患者的大小便情况如何,有无便秘、尿潴留等情况。

(5)患者有无躯体外伤。

(6)患者个人卫生是否良好,衣着是否整洁。

(7)患者是否自理日常生活。

(三)心理功能

(1)病前个性特点:①患者病前性格特点如何,是内向型还是外向型。②患者的兴趣爱好有哪些,患者的学习、工作、生活能力如何。

(2)病前生活事件:患者在近期(6个月内)有无重大生活事件发生,如至亲的死亡、工作变化、失业、离婚,患者有什么样的反应。

(3)应付悲伤/压力:患者是如何应对挫折和压力的,具体的应付方式是什么,效果如何。

(4)对住院的态度:患者对住院、治疗的合作程度,是否配合治疗和检查,对护理人员的态度怎样。

(四)社会功能

(1)社会交往能力:①患者病前的社会交往能力如何,是否善于与人交往。②患者病前对于社会活动是否积极、回避等。

(2)人际关系:患者的人际关系如何,有无特别亲密或异常的关系,包括家属、男/女朋友、同事、同学等。

(3)支持系统:患者的社会支持系统怎样,患病后同事、同学、家属与患者的关系有无改变,家属对患者的关心程度、照顾的方式,婚姻状况有无改变等。

(4)经济状况:患者的经济收入如何,患者对医疗费用支出的态度如何。

(五)精神状况

(1)自知力:患者是否承认自己有病,是否有治疗的要求。

(2)思维:①患者有无思维联想障碍,如思维破裂、思维散漫、思维贫乏。②患者有无思维逻辑障碍,如词语新作、逻辑倒错。③患者有无思维内容障碍,如妄想及其内容、程度、频率、持续时间。

(3)情感情绪:患者的情感反应如何,有无情感淡漠、情感迟钝,情感反应与周围环境是否相符等。

(4)意志行为:①患者的意志是否减退,行为是否被动、退缩。②患者的行为与周围环境是否适宜,有无意向倒错。③患者是否出现违拗、空气枕头等现象。

(5)认知:患者有无幻觉、错觉,幻觉的表现形式、内容、程度、频率、持续时间等。

(6)人格的完整性:患者有无人格改变、人格衰退、人格解体等的表现。

(六)药物不良反应

患者有无锥体外系反应、自主神经系统反应、药物过敏史等。

三、护理诊断

(1)营养失调:营养低于机体需要量,与幻觉、妄想、极度兴奋、躁动、消耗量过大及摄入量不足有关。

（2）睡眠形态紊乱：如入睡困难、早醒、多梦，与妄想、幻听、兴奋、环境陌生、不适应、睡眠规律紊乱等有关。

（3）躯体移动障碍：与疾病症状及药物所致不良反应有关。

（4）感知改变：与疾病症状及药物所致不良反应有关。

（5）思维过程改变：与思维内容障碍（妄想）、思维逻辑障碍、思维联想障碍等有关。

（6）自我形象紊乱：与疾病症状有关。

（7）不合作：与幻听、妄想、自知力缺乏、对药物的不良反应产生恐惧、违拗等有关。

（8）角色紊乱：与疾病症状及药物不良反应有关。

（9）生活自理缺陷：与药物不良反应所致运动及行为障碍、精神障碍、精神衰退导致的生活懒散有关。

（10）有冲动、暴力行为的危险：对自己或对他人有冲动、暴力行为的危险，与命令性幻听、评论性幻听、被害妄想、嫉妒妄想、被控制妄想、精神运动性兴奋、缺乏自知力等有关。

四、护理问题

（1）语言沟通障碍：与精神障碍及药物不良反应有关。

（2）个人应对无效：与疾病症状及药物不良反应有关。

（3）功能障碍性悲哀：与精神疾病及药物不良反应有关。

（4）自我防护能力改变：与精神疾病及药物不良反应有关。

（5）社交孤立：与精神疾病及认知改变有关。

（6）医护合作问题：与药物不良反应（如急性肌张力障碍、直立性低血压）有关。

五、护理目标

（1）患者能用他人可以理解的语言或非语言方式与人沟通，并表达自己的感受。

（2）患者的精神症状逐步得到控制，日常生活不被精神症状所困扰，能最大限度地完成社会功能。

（3）患者在住院期间不发生冲动伤人、毁物的现象，能控制攻击行为。

（4）患者能学会控制自己情绪的方法，能用恰当的方法发泄自己的愤怒，适当表达自己的需要及欲望。

(5)患者按时按要求进食,患者体重不得低于标准体重的10%。

(6)患者能说出应对失眠的几种方法,患者的睡眠得到改善,能按时入睡,睡眠时间保持在每天7～8小时。

(7)患者的身体清洁无异味,患者在一定程度上生活自理。

(8)患者愿意配合治疗和护理,主动服药。患者能描述不配合治疗的不良后果。

(9)患者及其家属对疾病的知识有所了解。

六、护理措施

在护理措施的实施过程中,建立良好的护患关系,是极为重要且不容易实施的措施。因为多数患者对疾病没有自知力,不认为自己有病,所以拒绝治疗。甚至某些患者将护理人员涉入其精神症状之中,如被害妄想患者,可能认为护理人员也与他人串通加害他(她),因而对护理人员采取敌视态度甚至伤害护理人员。所以,护理人员应掌握与不同患者接触的技巧,与患者建立良好的护患关系。

(一)生活护理

患者受妄想幻觉内容的支配,拒绝进食;木僵、精神衰退的患者不能料理生活,营养失调;睡眠障碍是各型精神分裂症各阶段的常见症状;抗精神病药物的不良反应也可导致患者生活料理困难,因此做好分裂症患者的生活护理是非常必要的。

1.保证营养供给

精神分裂症患者因进食自理缺陷,往往有营养失调。所以保证患者正常进食,以纠正或防止营养失调,是护理工作面临的常见问题。护理人员应首先了解患者不进食的原因,针对不同原因采取不同的方法,保证患者正常进食。①被害妄想患者害怕食物中有毒而不敢进食,幻听的患者受命令性幻听的支配不愿进食,护理人员应耐心解释、说服,可让患者自己到配餐间参与备餐或现场示范食物无毒后督促其进食,或鼓励其与他病友集体进食。②对坚持不进食者应给予鼻饲或输液。③对兴奋、行为紊乱而不知进食的患者,护理人员宜让其单独进食或喂食,以免干扰其他患者进食。④对木僵患者及服用抗精神病药出现锥体外系反应者,护理人员宜准备半流质或容易消化的食物,协助患者进食,并密切观察,以防止吞咽困难导致噎食。⑤护理人员注意评估患者进食后的情况,有无腹胀等,记录患者的进食量,每周给患者称一次体重。

2.保证充足的睡眠

睡眠障碍是精神分裂症患者初发、复发早期常见的症状之一,护理人员应持续评估患者的睡眠情况,如入睡时间、睡眠质量、觉醒时间、醒后能否继续入睡,了解患者睡眠紊乱的原因。①提供良好的睡眠条件,保持环境安静,温度适宜,避免强光刺激。②新入院患者因环境陌生而入睡困难,护理人员应在病房多陪伴患者,直至其入睡。③防止睡眠规律倒置,鼓励患者白天尽量多参加集体活动,保证夜间的睡眠质量。④指导患者使用一些促进睡眠的方法,如深呼吸、放松术。⑤对严重的睡眠障碍患者,经诱导无效,可遵医嘱运用镇静催眠药物辅助睡眠,用药后注意患者睡眠的改善情况,做好记录与交班。

3.卫生护理

对生活懒散、木僵等生活不能自理或不完全自理的患者,护理人员应做好卫生护理、生活料理或督促其自理。①对木僵患者应做好口腔护理、二便护理、皮肤护理,做好女患者经期的护理。②保持患者的呼吸道通畅,把卧床患者的头偏向一侧。③对生活懒散者应教会其日常生活的技巧,训练其生活自理能力,如穿衣、叠被、洗脸、刷牙,应循序渐进地训练,不能操之过急,对患者的点滴进步应及时表扬、鼓励。

4.躯体状况观察

精神分裂症患者一般很少注意身体方面的疾病,即使有病也不求医,所以护理人员应该经常注意患者的身体状况,及时给予帮助。护理人员宜记录患者服抗精神病药的反应,预防可能出现藏药、拒绝服药的情况发生。在患者服药初期护理人员应特别注意患者是否有药物过敏或嗜睡反应,同时还应预防直立性低血压,告诉患者(或家属)改变体位宜缓慢。

(二)心理护理

1.与患者建立良好的护患关系

精神分裂症患者意识清晰,智能良好,无自知力,不安心住院,对护理人员有抵触情绪。护理人员只有与患者建立良好的护患关系,取得患者的信任,才能深入了解病情,顺利完成观察和护理工作。护理人员应主动接触、关心、尊重、接纳患者,温和、冷静、坦诚地对待患者,适当满足其合理要求。

2.正确运用沟通技巧

(1)护理人员应耐心倾听患者的诉说,鼓励患者说出对疾病和有关症状的认识及感受,鼓励其用语言而非冲动行为表达感受,并做出行为约定,承诺今后用其他方式表达愤怒和激动情绪。

(2)护理人员在倾听时应对每一条诉说做出适当限制,不要与患者争论有关妄想的内容,而是适当提出自己的不同感受,仅在适当时机(如幻觉减少或妄想动摇时),才对其病态体验提出合理解释,并随时注意其反应。

(3)与患者交谈时,态度要亲切、温和,语言具体、简单、明确,对思维贫乏的患者,护理人员不要提出过多要求,给患者足够的时间回答问题,不训斥、不责备、不讽刺患者。

(4)护理人员应避免一再追问妄想内容的细节,以免强化其病理联想,使症状更加顽固。

(三)社会功能方面的护理

患者由于意志减退、情感淡漠,多有社会功能缺损或衰退,包括角色紊乱,个人生活自理能力下降或丧失,生活懒散,人际交往能力受损,孤僻,退缩,处于社会隔离状态等。对此,护理人员应鼓励患者参加集体活动,减轻不良刺激因素对患者的影响;安排合理的文娱活动,转移其注意力,缓解其恶劣情绪;当患者情绪稳定后,可与患者共同制定生活技能训练和社交技巧训练计划,鼓励患者自理。对于极度懒散的患者,护理人员还可进行行为治疗,通过社会技能训练、工作康复、娱乐活动等手段,培养良好的生活习惯,促进生活、劳动技能的恢复,延缓精神衰退的进展。

(四)特殊护理

1.提供良好病房环境、合理安置患者

(1)护理人员要严格执行病区安全管理与检查制度,注意门窗、钥匙的安全管理。

(2)护理人员要将易激惹与兴奋躁动的患者分开居住与活动。

(3)护理人员要将妄想明显、症状活跃、情绪不稳等的患者与木僵、痴呆等行为迟缓的患者分开安置。

(4)护理人员应避免让有自杀、自伤行为的患者单独居住,可将其安置在重症病房,由专人看护,一旦有意外发生,应及时处理。

2.加强巡视、了解病情

(1)护理人员要及时发现自杀、自伤、冲动或出走行为的先兆。

(2)护理人员要掌握住院患者自杀、自伤、不合作、冲动、出走行为等发生的规律。

(3)护理人员要对有明显危险的患者应严加防范,将其活动应控制在工作人员视线范围内,并认真交接。

3.冲动行为的处理

(1)预防患者冲动行为的发生是非常重要的。护理人员要做好病房的安全管理工作,提供安静、舒适的环境。患者应在护理人员的视线下活动。

（2）护理人员对患者的过激言行不进行辩论,但不轻易迁就。

（3）护理人员在日常沟通、治疗、护理等需与患者发生身体接触时应谨慎,必要时应有他人陪同。

（4）患者一旦出现冲动行为,护理人员应保持冷静、沉着、敏捷,必要时患者信任的护理人员对患者口头限制,并配合药物控制。

（5）患者如有暴力行为,可酌情隔离或保护性约束患者,约束时要向患者说明,并注意约束部位的血液循环,保证患者基本的生理需要,执行保护性约束护理常规。

（6）病情缓解后及时解除隔离或约束,护理人员要向患者讲解冲动的危害性和进行隔离或约束的必要性。

（7）护理人员要对患者做好冲动后心理疏导,让患者讲述冲动原因和经过,和患者共同评价冲动前、后的感觉,让患者说出自己的感受,给予理解和帮助,以便进一步制定防范措施。

（8）护理人员要注意妥善处理遭受冲动损害者。

4.自杀自伤或受伤的处理

（1）患者因幻觉妄想、冲动或怪异行为等,易自杀、自伤或与他人起冲突,护理人员应注意保护患者的人身安全。

（2）对有严重自杀、自伤倾向的患者应禁止其单独活动与外出、在危险场所逗留,外出时应严格执行陪伴制度,必要时设专人护理。

（3）一旦患者发生自杀、自伤或受伤等意外,护理人员应立即隔离患者,与医师合作实施有效的抢救措施。

（4）对自杀、自伤后的患者,护理人员要做好自杀、自伤后心理护理,了解其心理变化,以便进一步制定针对性防范措施。

5.出走的护理

对有出走危险的患者,入院时护理人员就应注意热情接待,做好入院介绍。患者出走时,护理人员要立即报告,组织力量及时寻找并通知家属。对出走后回归的患者,护理人员要做好回归后心理护理,并了解出走经过,以便进一步制定防范措施,严禁其单独外出。

6.妄想与幻觉的护理

妄想与幻觉是精神分裂症的常见症状,可同时出现,也可单独出现。患者对妄想和幻觉的内容坚信不疑。妄想和幻觉可支配患者的思维、情感、行为,特别是"命令性幻听",患者认为这些"命令"无法抗拒而必须执行,因而产生出走及危害社会、伤害自己和他人的行为,给患者的安全和病区的管理带来很大的困难。护理人员必须根据妄想和幻觉的内容特点及疾病的不同阶段进行护理。

妄想是精神分裂症患者最常见的思维障碍。在妄想内容的影响下,患者出现自杀、伤人、毁物、拒食、拒药等情况,需根据妄想的内容,有针对性地护理。①对有被害妄想者,护理人员应耐心劝导,如其拒食可安排集体进餐;如其对同病房患者有伤害嫌疑,及时将患者安置在不同病房,如护理人员也被牵连进其妄想内容,护理人员不要过多地解释,注意安全,必要时进行调整。②对有关系妄想者,护理人员在与其接触时,语言应谨慎,避免在患者看不到却听得到的地方轻声细语、发出笑声或谈论其病情,以免加重病情。③疑病妄想的患者认为自己患了不治之症,并有许多身体不适的主诉,护理人员要耐心解释,必要时配合医师给予暗示治疗。④自罪妄想的患者认为自己罪大恶极,死有余辜,情绪低落,以致拒绝进食,或捡拾饭菜,或无休止地劳动以求赎罪。护理人员应根据这些特点进行护理,可劝其进食或将饭菜搅拌在一起,使患者误认为是剩饭剩菜,起到诱导进食的效果。对无休止地劳动的患者应限制其劳动强度和时间,督促其休息,避免过度劳累。注意规范患者的行为,对患者的怪异言行不辩论、不训斥,但也不轻易迁就。

对有幻觉的患者,护理人员首先要注意观察其表情、言语、情绪和行为;掌握患者幻觉出现的次数、规律性、内容和时间,根据患者对幻觉所持的态度合理安置病房。①对幻觉出现频繁,并受幻觉支配而产生冲动、伤人、毁物、自伤者,应将其安置在重症监护室,由专门的护理人员护理,以密切观察病情变化,防止意外发生。②护理人员对幻觉出现频繁,影响日常生活的患者,应给予帮助,保证其基本需求。如果患者愿意诉说幻觉的内容,护理人员应认真倾听,给予同情和安慰,使患者感受到理解、关心和信任。③护理人员对因幻觉造成焦虑不安的患者,应主动询问,提供帮助;根据幻觉的内容,改变环境,设法诱导,缓解症状。④护理人员对因幻嗅、幻味而拒食的患者,应耐心解释,并可采取集体进餐的方法,以消除患者的疑虑。⑤有幻触、幻嗅的患者可嗅到病房有异常气味,感到床铺、身上穿的衣服有虫子爬,护理人员可及时为其改善居住条件,更换衣服、被褥。⑥幻觉有时在安静状态或睡眠前出现,可根据患者的特长组织参加文娱治疗活动,以分散患者的注意力;为患者创造良好的睡眠环境,缩短其入睡过程,保证足够的睡眠时间。

当患者对妄想、幻觉的信念开始动摇时,要抓紧时间和患者谈话,分析病情,引导患者进一步认识病态表现,促进自知力的恢复。

7.不合作患者的护理

(1)护理人员要主动关心、体贴、照顾患者,使患者感到自己是被重视、被接纳的。

(2)护理人员要选择适当的时机向患者宣传有关知识,帮助患者了解自己的疾病,向患者说明不配合治疗会带来的严重后果。

(3)护理人员要严格执行操作规程,发药速度宜慢,注意力高度集中,发药到手,看服到口,服后检查口腔、舌下、颊部及水杯,确保药物到胃,但要注意采取适当的方式,要尊重患者。

(4)给服药的患者提供透明塑料杯、温开水,这样便于观察。

(5)护理人员一旦发现藏药患者要书面、口头交班,让全体护理人员在发药时重点观察这些患者。

(6)对一贯假服药者,每次服药提前或最后单独进行,便于仔细检查,同时可避免其他患者学习其假服药方式。

(7)护理人员要防止个别患者跑到洗手间用特殊催吐法将尚未溶解的药丸吐出,可观察患者10~20分钟。

(8)对拒绝服药的患者,护理人员应耐心劝导,必要时采取注射方式或使用长效制剂。

(9)对药物反应明显的患者护理人员要及时给予处置,以消除患者的不适,提高其对药物的依从性。

(10)护理人员应鼓励患者表达接受治疗时的感受和想法。

8.对意志减退、退缩淡漠的患者

(1)护理人员要教会患者日常生活的基本技巧,开展针对性行为治疗。

(2)护理人员对受到挑衅或攻击时不能采取有效措施保护自己的患者,应加以保护。

(3)护理人员帮助患者制定和实施提高生活自理能力的训练计划,循序渐进,鼓励其参与文娱治疗和体育锻炼。

9.对情感障碍的患者

淡漠是患者的主要情感特点,所以护理人员很难接近患者,与患者有情感上的沟通。护理人员必须坚持以真诚、友善的态度接纳患者,让患者感到他所处的环境是安全的和值得信赖的。护理人员可用语言的或非语言的方式来表达对患者的关注,如鼓励患者说出感受,或利用治疗性触摸,甚至静坐在患者身旁陪伴他。上述方法都有利于帮助患者走出自己的情感困境,改善情感障碍。

10.对木僵患者

护理人员对木僵患者要给予生活护理;维持水、电解质、能量代谢平衡,必要时给予鼻饲;做好预防并发症的护理,如保持呼吸道通畅,做好口腔护理,取头偏向一侧卧位,做好二便护理,预防压疮;必要时遵医嘱配合医师做发射型计算机断层成像(ECT),注意观察治疗作用与不良反应。

11.用药护理

护理人员遵医嘱给各种药物,严格执行"三查八对"用药治疗制度,密切观察患者用药后的效果和不良反应,一旦出现异常情况,马上与医师联系并果断处理。

七、护理评价

(1)患者的精神症状缓解的情况,是否出现伤人、自伤、毁物等行为。

(2)患者的自知力恢复情况如何。

(3)患者有无意外事件和并发症的发生。

(4)患者最基本的生理需要是否得到满足。

(5)患者是否配合治疗护理,并参加文娱活动。

(6)患者的生活技能、语言沟通及其他社会交往技能的恢复情况如何。

(7)患者的个人应对能力与自我防护能力是否获得改善。

(8)患者对疾病的看法和对治疗的态度是否改变。

(9)患者及其家属对疾病的知识是否有所了解。

八、健康指导

精神分裂症是一种迁延性、预后大多不良的精神疾病,且有反复发作的倾向,复发次数越多,其功能损害和人格改变愈严重,最终导致精神衰退和人格瓦解,对患者及其家庭和社会造成很大的损失。精神分裂症患者在症状基本消失后,仍需较长时间的药物维持治疗和接受心理方面的治疗和训练。有效地控制症状复发,使其社会功能和行为得到最大限度的调整和恢复,是精神分裂症患者系统治疗的一个重要步骤。但患者及家属对维持治疗的依从性较差,可能不了解疾病的特点,不能耐受药物的不良反应,也可能对疾病的治疗失去信心,最终导致疾病加重。因此,对恢复期患者及其家属做好疾病知识的宣传和教育,是精神科护理人员的重要工作之一。

(1)护理人员要教会患者和家属有关精神分裂症的基本知识,让患者和家属知道精神分裂症是容易复发的精神疾病,使其认识到疾病复发的危害,认识药物维持治疗、心理治疗对预防疾病复发及防止疾病恶化的重要性。

(2)护理人员要让患者及家属知道有关精神药物的知识,对药物的作用、不良反应有所了解,告诉患者服用药物应维持的年限及服用中的注意事项;教育患者按时复诊,在医师指导下服药,不擅自增加或减少药量或停药;使患者及家属能识别药物不良反应的表现,并能采取适当的应急措施。

(3)护理人员要教育患者及家属能识别疾病复发的早期征兆,若出现睡眠障碍、情绪不稳、生活不自理、懒散、不能正常完成社会功能,应及时到医院就诊。

(4)护理人员要教育患者正确对待和处理生活中发生的各种事件,适应并正确处理与自己有关的社会矛盾,引导患者扩大接触面,克服自卑心理,树立坚强的意志,与外界保持良好的人际关系。

(5)护理人员要教育患者保持良好生活习惯,让其保持有规律的生活,保证充足的睡眠,进行适度的娱乐活动、适当的体力劳动,合理用脑。

(6)护理人员要教会患者和家属应对各种危机(如自杀、自伤、冲动)的方法。

第二节　网络成瘾症

一、疾病概述

网络成瘾症是反复使用网络,不断刺激中枢神经系统,引起神经内分泌紊乱,从而导致社会功能受损的一组综合征,以精神症状、躯体症状、心理障碍为主要临床表现,并产生耐受性和戒断反应。该病多发于青少年。男性患者多于女性患者。该病多发生在初次上网后1年以内,以聊天和网络游戏为主。网络成瘾对个体、家庭和社会产生一定负面影响。

(一)危害

1.生理方面的危害

(1)电磁辐射的危害:世界卫生组织通过大量的研究表明,电磁辐射有可能诱导细胞产生变异。人体细胞变异会导致神经系统、内分泌系统、免疫系统的失调及各功能器官的损害。

(2)对视力的危害:医学研究证实长时间注视电脑屏幕,视网膜上的感光物质视红质消耗过多,若未能补充其合成物质维生素 A 和相关蛋白质,会导致视力下降、近视、眼睛疼痛、怕光、暗适应能力降低等眼疾,过度疲劳还会引起房水运行受阻,导致青光眼、干眼症甚至失明等。

(3)对神经系统、内分泌系统的损害:神经系统是人类思维、认知交流、情感传递的主要通道。网络成瘾不但会对神经系统产生不良的刺激,而且会引起神经系统功能的异化。上网时间过长,会使大脑神经中枢持续处于高度兴奋状态,引起肾上腺素水平异常升高,交感神经过度兴奋,血压升高,体内神经递质分泌紊乱。这些改变可以引起一系列复杂的生理生化的变化,尤其是自主神经功能紊乱(如紧张、神经衰弱),体内激素水平失衡,机体免疫功能降低,可能导致个体生长发育迟缓,还可能引发心血管疾病、胃肠神经性疾病、紧张性头痛、焦虑症、抑郁症等,甚至可导致猝死。

(4)对身体功能的损害:长时间上网而缺乏必要的锻炼会使人们进入亚健康状态。①操作电脑时所累及的主要部位是腰、颈、肩、肘、腕,长时间操作电脑而缺乏锻炼,容易导致脊椎增生,出现脊椎畸形、颈椎病、腰椎间盘突出症、腕关节综合征、关节无菌性炎症等慢性病。②长时间操作电脑会引发依赖骨骼肌收缩,回流的下肢静脉的压力升高,而长时间的静脉管腔扩张会引起静脉瓣功能性关闭不全,最终发展为器质性功能不全。③由于操作电脑时总是保持相对固定的姿势和重复、机械的运动,强迫体位的比重越来越大,极易突发肌肉和骨骼系统的疾病,出现重力性脂肪分布异常,产生肥胖症。有些患者甚至出现视屏晕厥现象,伴有恶心、呕吐、大脑兴奋过度,严重者还会造成睡眠节律紊乱。④电脑发出的气体可以危害人体的呼吸系统,导致肺部疾病的发生。

2.心理方面的危害

(1)认知发展受阻:青春期是逻辑能力、空间能力以及发散性创造思维能力高度发展的关键时期,青少年本来应该有着活跃的思维和丰富的想象力,但是过度使用网络影响他们多元化思维的发展。网络信息交流途径单一,认知方式刻板导致神经系统突触链接的次数减少或停止,产生神经回路废用现象,这将直接影响青少年思维的全面发展,更甚者会产生信息焦虑综合征和物理时间知觉错乱。

(2)反应功能失调:网络成瘾的患者整天把自己的思想情感沉浸于媒介内容之中,视野狭窄,对未来漠不关心,极端自我。久而久之,会造成抑郁、焦虑的心理,甚至发展成各类神经症,使得情感反应功能发生严重倒错,甚至出现"零度情感"现象。

（3）人格异化：患者长期生活在这种虚拟的环境中，必然使现实生活中形成的人格特质发生变化。他们会按照网络虚拟行为模式去组织生活方式，规范行为，最终导致心理层面的模式化和网络人格的变异，出现分裂型、癔症型、强迫型、自恋型、偏执型、依赖型、反社会型、表演型等人格。

此外网络成瘾会导致患者学业荒废、工作无序、人际关系淡漠、产生亲子冲突、情绪低落、思维迟缓，甚至产生自残和攻击的意念和行为，使人的社会性功能受到严重的损害。

3.公共社会方面的危害

（1）网络成瘾引发信任危机：网络空间是一个虚拟的数字社会，它很难形成像现实世界那样的社会规范，有很多行为也难以受到法律的明确约束。一些网民放纵自己的言行，忘却自己的社会责任，有的甚至任意说谎、伤害他人，丧失了道德感和责任感。久而久之，这些人在现实生活中缺乏真诚性而造成现实社会人际交往的混乱。

（2）网络成瘾引发网络犯罪：网络交往具有弱社会性和弱规范性的特征，自由自在、无所不为的网上行为特征使网络安全与犯罪问题凸显。

（3）网络成瘾引发道德沦丧：如因"网恋"而引发婚外情，导致一些家庭破裂。

（4）网络成瘾引发暴力犯罪：大多数网络成瘾的青少年没有经济来源，但因迷恋网络，又无法支付上网的费用，为弄钱上网而走上犯罪的道路。有关专家指出，目前网络成瘾症成为诱发青少年犯罪的重要因素。

据此，网络成瘾症已成为社会问题，成千上万的人因此不能有正常的生活。所以，救治网络成瘾患者不仅是在拯救个人，还是在拯救社会。

(二) 临床类型

网络成瘾症的类型可分为网络游戏成瘾、网络关系成瘾、网络色情成瘾、网络信息成瘾、网络交易成瘾等。其临床表现形式也多种多样，初期患者只是表现为对网络的精神依赖，之后很容易发展成为躯体依赖。羞耻、隐瞒、回避是网络成瘾的根本特征。主要表现如下。

（1）患者随着反复使用网络，感觉阈限升高，对原有的上网行为不敏感，为了获得满足不断增加上网的时间和投入程度，即表现为耐受性增强。

（2）上网占据了患者整个思想与行为，表现为强烈的心理渴求与依赖。

（3）患者一旦停止或减少上网就会产生消极的情绪，表现出坐立不安、情绪波动、失眠、焦虑、双手颤抖、烦躁、食欲下降、注意力不集中、神情呆滞等症状，体现了戒断反应。

(4)患者对他人隐瞒迷恋网络的程度或因使用网络而放弃其他活动和爱好。

(5)在生理症状上,患者上网时间过长,会使神经中枢持续处于高度兴奋状态,引起肾上腺素水平异常升高,交感神经过度兴奋,血压升高,体内神经递质分泌紊乱。

(6)思维迟缓,注意力不集中,自知力不完整。情感反应及行为活动异常,包括淡漠、僵化和情绪极不稳定,表现出冲动、毁物等行为,甚至萌生自杀念头或出现攻击性行为。

(7)患者孤僻、不合群、胆小、沉默、不爱交往,对社会活动的兴趣减弱,进取心缺乏,意志薄弱等,甚至引发亲子冲突、人际交往受阻。

以上症状并不单一存在,病情严重者可以继发或伴有焦虑、抑郁、强迫、恐惧、人格改变及精神分裂症样的症状。

(三)辅助检查

首先完善其他病因的检查,然后进一步完善实验室检查及其他检查,这对网络成瘾症并发症的诊断有着重要意义。根据疾病诊断的需要,进行必要的检查,如血常规、尿常规、大便常规、脑脊液检查,心电图、脑电图、超声波、核素及放射影像学检查,心理测验和诊断量表也有一定的帮助。

(四)诊断要点

根据患者的病史诊断该病并不困难,但是也需要排除其他症状相同的疾病。

1.诊断标准

目前国际上没有明确统一的诊断标准,但是每个国家诊断的核心依据大致相同,我国较为认可的是师建国提出的网络成瘾诊断标准,如下。

(1)自己诉说具有难以控制的强烈上网欲望,虽然努力自控,但还是欲罢不能。

(2)有戒断症状,如果有一段时间减少或停止上网,就会明显地焦躁不安。

(3)每周上网至少5天,每次至少4小时。

(4)专注于思考或想象上网行为或有关情景。

(5)由于上网社会功能明显受损。

(6)上网的时间越来越长。

(7)企图缩短上网时间的努力总以失败告终。如果在过去12个月内的表现与以上标准中的3条相符就可以确诊为网络成瘾。

2.中国网瘾评测标准

(1)前提条件:上网给青少年的学习、工作或现实中的人际交往带来不良影响。

(2)补充选项:总是想着去上网;每当网络的线路被掐断或由于其他原因不能上网时会感到烦躁不安、情绪低落或无所适从;觉得在网上比在现实生活中更快乐或更能实现自我。

在满足前提条件的基础上必须至少满足补充选项中的任意一个,才能判定该网民有网络成瘾症,这是目前国内常用的网络成瘾症测评标准。

3.网络成瘾症临床病症分级

(1)偶尔上网,对正常生活与学习基本没有什么负面影响。

(2)时间比第一项稍长,但基本上自己可以控制。

(3)自己有些控制不住,但在家长的提醒下可得以控制,对学习已经产生一定影响。

(4)开始对家长的限制有反感,逐步对学习失去兴趣。

(5)有时瞒着家属上网,并且用说谎的方式为自己掩饰,开始厌学。

(6)已产生对网络的依赖,一天不上网就不舒服。

(7)与父母有公开的冲突,亲子关系紧张,上网成了生活的主要目的。

(8)对父母强烈厌倦,经常逃学,连续上网,通宵不归。并有其他很不理智的行为,如开始在家有暴力行为,敲打或毁坏东西等。

(9)不顾一切也要上网,若父母干涉,非打即骂,不但毫无亲情,甚至伤害亲人、逼父母分居或离婚。

(10)为了上网不惜走上犯罪的道路。

4.网络成瘾症诊断量表

目前网络成瘾症的诊断也可以通过量表进行,常用的量表有网络成瘾倾向的检测量表、网络成瘾症的诊断量表、网络成瘾症严重程度的测定量表(表 6-1～表 6-3)。

表 6-1　网络成瘾倾向的检测量表

(1)如果你不上网冲浪,你是否会感到烦躁不安?	是	否
(2)你是否原来只打算上网 15 分钟,但最终竟超过了 2 小时?	是	否
(3)你每月的电话账单是否越来越长?	是	否

注:如果以上答案均为是,则肯定有网络成瘾倾向。

表 6-2　网络成瘾症的诊断量表

(1)是否觉得上网已占据了你的身心?
(2)是否觉得只有不断增加上网的时间才能感到满足,从而使得上网的时间经常比预定的时间长?
(3)是否无法控制自己使用因特网的冲动?

(4)是否因在线线路被掐断或由于其他原因不能上网感到焦躁不安或情绪低落?

(5)是否将上网作为解脱痛苦的唯一方法?

(6)是否对家人或亲人隐瞒迷恋因特网的程度?

(7)是否因迷恋因特网而面临失学、失业或失去家庭的危险?

(8)是否在支付高额上网费用时有所后悔,但第二天却依然忍不住还要上网?

注:如果其中 4 项以上的答案为是,且持续时间达 1 年以上,即为网络成瘾症。

表 6-3 网络成瘾症严重程度的测定量表

仔细阅读每道题,然后划出适合你的分数:1.几乎不会;2.偶尔会;3.有时候;4.大多数时间;5.总是					
(1)你会发现上网时间常常超过原先计划的时间吗?	1	2	3	4	5
(2)你会不顾家事而将时间都用来上网吗?	1	2	3	4	5
(3)你会觉得上网时的兴奋感更胜于伴侣之间的亲密感吗?	1	2	3	4	5
(4)你常会在网上结交新朋友吗?	1	2	3	4	5
(5)你会因为上网费时间而受到他人的抱怨吗?	1	2	3	4	5
(6)你会因为上网费时间而产生学习和工作的困扰吗?	1	2	3	4	5
(7)你会不由自主地检查电子信箱吗?	1	2	3	4	5
(8)你会因为上网而使得工作表现或成绩不理想吗?	1	2	3	4	5
(9)当有人问你在网上做什么的时候,你会有所防卫和隐藏吗?	1	2	3	4	5
(10)你会因为现实生活纷扰不安而在上网后得到欣慰吗?	1	2	3	4	5
(11)再次上网前,你会迫不及待地想提前上网吗?	1	2	3	4	5
(12)你会觉得"少了网络,人生是黑白的"吗?	1	2	3	4	5
(13)当有人在你上网时打扰你,你会叫骂或是感觉受到妨碍吗?	1	2	3	4	5
(14)你会因为上网而牺牲晚上的睡眠时间吗?	1	2	3	4	5
(15)你会在离线时间对网络念念不忘或是一上网便充满"遐思"吗?	1	2	3	4	5
(16)你上网时会常常说"再过几分钟就好了"这句话吗?	1	2	3	4	5
(17)你尝试过欲缩减上网时间却无法办到的体验吗?	1	2	3	4	5
(18)你会试着隐瞒自己的上网时间吗?	1	2	3	4	5
(19)你会选择把时间花在网络上而不想与他人出去走走吗?	1	2	3	4	5
(20)你会因为没上网而心情郁闷、易怒、情绪不稳定,但一上网就百病全消吗?	1	2	3	4	5

评分标准:各题分数相加,得总分。得分 20~49 分:你的上网行为是正常的,虽然有时候你多花了时间上网消遣,但仍有自我控制能力;得分 50~79 分:你正面临着来自网络的问题,虽然并未达到积重难返的地步,但是你还是应该正视网络带给你人生的全面冲击;得分 80~100 分:你的网络生涯已经到了引起严重生活问题的程度了,你恐怕需要很坚强的意志力,甚至需要求助于心理医师才能恢复正常了。

该病主要通过鉴别致瘾原因与其他成瘾行为进行区别。

(五)治疗要点

网络成瘾症的治疗需要多种治疗相结合,包括药物治疗、饮食治疗、物理治疗、心理治疗等。

1.药物治疗

在临床实践中,医师发现相当一部分网络成瘾症患者会伴有体内微量元素含量的异常及精神症状,如狂躁状态、焦虑症状、强迫症状、睡眠障碍。故患者可通过使用有效的药物来纠正神经、内分泌紊乱和排除体内的重金属物质,改善所伴有的精神症状。中药补气、补血,调整体内的阴阳失衡,也可使患者恢复正常的身体状况。

2.饮食治疗

对人类的大脑的深入研究发现人的精神行为除了与遗传因素和环境因素有关外,还与饮食结构有关,例如,体内维生素 C 缺乏可引起抑郁症、孤僻、性格改变等精神障碍。因此要针对网络成瘾症患者调配适合他们营养状态的饮食,如提供牛奶、动物肝脏、玉米、绿叶蔬菜、鱼类、水果。

3.物理治疗

可以利用物理治疗仪参照中医穴位针灸,运用中医理论给予经络氧疗法,提高血氧含量,调节大脑供血,来缓解患者的自主神经功能紊乱症状。

4.心理治疗

心理治疗在网络成瘾症患者的治疗中很重要,但大多数患者是在家长的要求下,被迫接受治疗的。他们对心理治疗的接受、顺从或抵触程度也各有不相同。他们缺乏治疗的积极动机,对治疗的过程和目标也缺乏认识;对言语性的治疗不感兴趣。因此,他们需要专业的心理治疗师根据他们不同的情况制定不同的治疗方案,并以足够的耐心去解决他们的问题。

5.其他治疗

(1)家庭治疗:孩子戒除网瘾,父母也得改错,必须打破原来一味地打骂、埋怨或者放纵溺爱,应该学会转移孩子的兴趣。

(2)内观疗法:是日本的吉本伊信于 1937 年提出的一种源于东方文化的独特心理疗法。内观疗法的三个主题是"他人为我所做的""我给他人的回报"和"我给他人带来的麻烦"。内观者围绕这三个主题,把自己的一生分成若干年龄段进行回顾,对自己人生中的基本人际关系进行验证,从而彻底洞察自己的人际关系,改变自我中心意识。这种治疗方法有一定的效果。

(3)此外,临床心理学家奥尔扎克认为:治疗网络成瘾症方法与治疗赌博和酗酒的方法类似,但是网络成瘾症患者面临着一大挑战,就是电脑已经成为日常生活的一部分,诱惑依然存在。他们必须学会有节制地使用电脑,就像饮食失调症患者必须学会为了生存而进食一样。

二、护理评估

进行生理、心理和社会状态评估的主要方法是客观检查、心理测评、访谈以及对行为的观察。

(一)生理方面

(1)患者的营养、发育是否正常,有无躯体疾病,健康史如何。

(2)患者的生活习惯如何,有无特殊嗜好,生活自理能力、个人卫生如何。

(3)患者的生理功能方面、睡眠情况、二便情况如何。

(4)患者的自主神经功能状态如何。

(二)心理方面

(1)患者对住院的态度及合作程度如何。

(2)患者以前的应激水平、正常的应激能力如何。

(3)患者对疾病的理解程度如何。

(4)患者的精神状态、认知状态、情感反应等如何。

(5)患者对网络的认识程度如何。

(三)社会功能方面

(1)患者的一般社会情况,与朋友、家属的关系及社会适应能力如何。

(2)评估患者的文化程度、家属的文化程度以及家属对患者的关心程度、教育方式等。

(3)患者网络成瘾后主要的心理社会问题是什么。

三、护理诊断

(1)幻觉、妄想、焦虑、抑郁、自卑:与网络依赖引起的认知改变、情感反应变化有关。

(2)潜在或现存的冲动行为:与网络依赖引起的认知改变、焦虑等情感反应有关。

(3)自知力不全或缺乏:与网络依赖引起的认知改变有关。

(4)潜在或现存的自伤自杀行为:与网络依赖引起羞耻和隐瞒、回避症状等有关。

（5）社会功能障碍：与网络依赖引起认知改变、情感反应变化、自知力不全或缺乏有关。

（6）有外走的危险：与网络依赖引起认知改变、情感反应变化有关。

（7）不合作：与网络依赖引起认知改变、自知力不全或缺乏有关。

（8）应激能力减退：与网络依赖引起的认知改变、焦虑等情感反应有关。

（9）网络依赖：与反复使用网络，所产生的精神依赖与躯体依赖有关。

四、护理问题

（1）患者有潜在或现存的营养不足，少食、偏食。

（2）患者有睡眠障碍，失眠。

（3）生活自理能力下降或丧失。

（4）知识缺乏。

五、护理目标

（1）患者能够摄入足够的营养，保证水、电解质的平衡。

（2）患者的睡眠状况改善。

（3）患者没有受伤，并能表述如何预防受伤。

（4）患者未因感知、思维过程改变出现意外，并能正确应对。

（5）患者能对疾病有恰当的认识和评价，适应环境的改变，焦虑和恐惧情绪减轻。

（6）患者的生活应激能力逐步提高。

（7）患者维护健康的能力和信心得到提高。

（8）患者对网络的依赖程度下降。

六、护理措施

（一）生活安全护理

（1）护理人员应提供良好的病房环境——安全、安静、卫生。

（2）护理人员应做好日常生活护理，注意态度，建立良好的护患关系。

（3）护理人员应注意对患者的安全教育，帮助其争取病友、家属的理解和支持。

（4）护理人员应遵医嘱给予相关的治疗，并观察药物的治疗作用与不良反应。

(二)心理护理

(1)患者的心理依赖突出,护理人员应以整体认知疗法护理。

(2)患者的年龄跨度大,护理措施应个性化实施。

(3)大部分患者系被动入院,抵触情绪较大,环境的改变也会加重患者的焦虑程度,所以其心理活动复杂化,护理人员应积极与患者进行语言或非语言的沟通。

(4)护理人员应积极开展心理治疗与护理,协助患者根据个人能力和以往的经验解决问题。

(5)护理人员应重视非语言性的沟通,因其对情感交流有重要作用。

(6)护理人员应经常深入接触患者,了解病情的动态变化和患者的心理活动,针对不同病情的患者采取不同的心理护理方法。

(三)特殊护理

(1)大多数患者思想活跃,反应灵敏,但自律能力差,缺乏自理能力,因此应进行社会行为技能的训练,包括生活、学习、工作能力与社交能力等方面,主要培养患者的生活自理能力,建立个人卫生技能量表。应要求整理房间规范、整齐,培养患者的责任感。

(2)护理人员应通过工娱治疗和适当的健身训练,鼓励网瘾患者积极参与群体活动,扩大交往接触面,达到提高生活情趣、促进身心健康的目的。

(3)护理人员可以组织患者观看优秀的青春励志影片,共同探讨积极的话题,引导患者从积极的方面去思考和解决生活中的实际问题。

(4)网络成瘾的患者一旦脱离网络会产生不同程度的戒断反应,甚至伴有精神症状和冲动行为,必要时护理人员应给予保护性约束和隔离。护理人员应避免强光、声音等对患者的刺激,经常巡视病房,预防患者自伤、自残、毁物等意外情况的发生;应避免患者接触可能产生伤害的刀、叉、玻璃等锐利物品;外出活动时应给予患者适当的活动指导,防止肌肉拉伤。

(5)护理人员应尽可能地创造一个社会性的体验学习环境,提高患者应对现实问题的能力。

七、护理评价

(1)患者的饮食生活规律。

(2)患者的独立生活能力增强。

(3)患者的精神状态、情感活动正常。

(4)患者未发生冲动行为。

(5)患者对网络的依赖性减弱或消失。

八、健康指导

(1)护理人员应指导患者以理智的态度严格控制网络使用时间。网上娱乐一天不要超过2小时,通常连续操作电脑1小时应休息5~10分钟,父母与患者共同签订一个协议,使患者懂得人生的任何游戏也像网络游戏一样,是有规则的,遵守规则才能继续,从而达到预防网络成瘾的目的。

(2)护理人员指导患者以健全的心态进入网络,强化自我防范意识,增强抵御网上不良诱惑的心理免疫力;随时提醒自己上网的目的,在面对网络上纷繁复杂的信息时,能清醒地辨识。

(3)护理人员要鼓励患者积极参加社会活动,逐步建立信任的、和谐的、支持的人际关系;告诉患者要保持正常而规律的生活,娱乐有度,不过于痴迷;每天应抽出时间与同学、同事、家人交流,感受亲情、友情。

(4)护理人员指导患者如果发现自己无法控制上网的冲动,要尽快借助周围的力量监督自己,从而获得支持和帮助,培养自己对家庭和社会的责任心。

(5)护理人员应对家属和患者同时进行指导,界定患者的行为,并与家属和患者达成共识。

第三节 品行障碍

品行障碍是以显著而持久、重复出现的行为模式为特点,这些行为模式通常具有社交紊乱、攻击或对抗的色彩。这些行为模式迥异于儿童常见的幼稚性调皮捣蛋或青春期的反抗行为,严重背离人们对与该年龄相称的社会性预期。孤立的反社会或者犯罪行为模式才是真正的问题所在。国内调查发现患病率为1.45%~7.35%,男女之比为9:1,患病高峰年龄为13岁。可能由生物学因素、家庭因素和社会环境因素相互作用引起。

一、临床表现

临床形式表现多样,但主要有下列几点。

(一)反社会性行为

反社会性行为指一些不符合道德规范及社会准则的行为。表现为偷窃钱物、勒索或抢劫他人钱财;强迫与别人发生性关系,或有猥亵行为;对他人故意进行躯体虐待或伤害;故意纵火;经常撒谎、逃学、离家出走,不顾父母的禁令而经常在外过夜;参与社会上的犯罪团伙,一起从事犯罪行为等。

(二)攻击性行为

表现为对他人或财产的攻击,如经常挑起或参与斗殴,采用打骂、折磨、骚扰及长期威胁等手段欺负他人;虐待弱小、残疾人和动物;故意破坏他人或公共财物等。

(三)对立违抗性行为

对立违抗性行为指对成人,尤其是对家长的要求或规定不服从、违抗。表现为不是为了逃避惩罚而经常说谎,暴怒或好发脾气,喜欢怨恨和责怪他人、好记仇或心存报复,与成人争吵、与父母或老师对抗,故意干扰别人,违反校规或集体纪律,不接受批评等。

(四)合并问题

常合并多动、情绪抑郁或焦虑、情绪不稳或易激惹,也可伴有发育障碍,如语言表达和接受能力差、阅读困难、运动不协调、智商偏低等。品行障碍患儿一般以自我为中心,喜欢招人注意,好指责或支配别人,为自己的错误辩护,自私,缺乏同情心。

二、诊断要点

ICD-10 关于品行障碍的常见分类以及诊断要点如下。

(一)局限于家庭的品行障碍

本诊断要求患儿在家庭环境以外没有显著的品行紊乱,家庭以外的社会交往也在正常范围内,大多由患儿与某一位或几位核心家庭成员的关系恶化而引起。

(二)未社会化的品行障碍

与同伴玩不到一块是本障碍与社会化的品行障碍的关键区别,这个区别比所有其他区别都更重要。与同伴关系不良主要表现为被其他儿童孤立和排斥,或不受欢迎;在同龄人中缺乏亲密朋友,也不能与同龄人保持持久、交心和相互的关系;与成人的关系倾向于不和谐、敌意和怨恨。

(三)社会化的品行障碍

鉴别本型障碍的关键特征是患儿与其他同龄人有着持久良好的友谊。与有权威的成人关系常常不好,但与其他人却可有良好的关系,情绪紊乱通常很轻。

(四)对立违抗性障碍

本型品行障碍特别见于 9 岁或 10 岁以下的儿童。定义为具有显著的违抗、不服从和挑衅行为,但没有更严重的触犯法律或他人权利的社会紊乱性或攻击性活动。

三、护理评估

(一)健康史

询问患儿既往的健康状况,有无较正常儿童易于罹患某些疾病。

(二)生理功能

与同龄孩子比较,躯体发育指标如身高、体重有无异常;有无躯体畸形和功能障碍;有无饮食障碍;有无营养失调及睡眠障碍;有无受伤的危险(跌倒,摔伤);有无容易感染等生理功能下降。

(三)心理功能

1.情绪状态

有无焦虑、抑郁、恐惧、情绪不稳、易激惹或淡漠迟钝等异常情绪,有无自卑心理。

2.认知功能

有无注意力、记忆和智能方面的障碍。

3.行为活动

患儿的主要异常行为有哪些,严重程度如何,哪些是最需要解决的行为问题。

(四)社会功能

1.生活自理能力

有无穿衣、吃饭、洗澡,大小便不能自理等。

2.环境的适应能力

学习能力,有无现存或潜在的学习困难;语言能力,有无言语沟通困难;自我控制与自我保护能力,有无现存或潜在的自我控制力、自我防卫能力下降;社交活动,有无人际交往障碍,是否合群。

(五)其他

有无家庭养育方式不当、父母不称职、家长对疾病有无不正确的认知;有无现存的或潜在的家庭矛盾和危机;家庭能否实施既定的治疗方案;是否伴随有多动障碍、违拗障碍、情绪障碍及发育障碍。

四、护理诊断

(一)社会交往障碍

社会交往障碍与反社会性行为、攻击性行为、对立违抗性行为有关。

(二)语言沟通障碍

语言沟通障碍与疾病所致行为与社会要求不相一致、不被社会所接受有关。

(三)个人应对无效

个人应对无效与社会交往障碍、语言沟通障碍有关。

(四)有暴力行为的危险

有暴力行为的危险与社会交往障碍、语言沟通障碍、反社会性行为、攻击性行为、对立违抗性行为等有关。

(五)自我概念紊乱

自我概念紊乱与疾病所致多动、情绪抑郁或焦虑、情绪不稳或易激惹等有关。

(六)知识缺乏

知识缺乏与缺乏心理方面的相关知识有关。

(七)焦虑、恐惧

焦虑、恐惧与个人行为不能自主控制、又不能被社会所接受和理解有关。

(八)父母角色冲突

父母角色冲突与语言沟通障碍、反社会性行为、攻击性行为、对立违抗性行为有关。

(九)执行治疗方案无效

执行治疗方案无效与疾病所致遵医行为缺陷、不能按医嘱准确执行方案有关。

(十)生活自理能力缺陷

生活自理能力缺陷与疾病所致生活自理能力下降有关。

(十一)睡眠形态紊乱

睡眠形态紊乱与疾病所致情绪抑郁、焦虑、情绪不稳或易激惹有关。

五、护理目标

(1)行为更符合道德规范和社会准则。

(2)情绪稳定,破坏性、攻击性行为减少。

(3)患儿的社交能力、学习能力、人际关系得到改善。

(4)患儿的家庭关系得到改善。

六、护理措施

(一)生活、安全及生理方面的护理

培养良好的生活规律,从日常生活小事中培养患儿遵纪守法的习惯。

(二)心理护理

以耐心、关爱、同情、包容的态度与患儿建立良好的护患关系,取得患儿的信任和合作。讲解疾病的性质,使患儿对自己的病态行为有正确的认识。以支持、肯定和给予希望的语言与患儿交流,使患儿树立起战胜疾病的信心。

(三)行为矫正训练

行为矫正训练主要有行为治疗和认知行为治疗两种方式。可采用个别治疗和小组治疗的形式,小组治疗的环境对患儿学会适当的社交技能更为有效。最好是家长、老师及医护人员在一起讨论,制定认识统一的治疗方案,切忌在患儿面前表现出不同的意见和争执。进行行为矫正技术应注意以下几点。

(1)将精力集中在处理主要问题上。

(2)行为指令要明确而不含糊,使患儿易于理解和执行。

(3)父母、照料者和老师要统一规则。

(4)奖罚结合:奖励的东西最好不是钱物,而是患儿喜欢而又无害的活动。较常用的阳性强化方式是:周末推迟就寝时间,适当延长玩耍时间或给予一个选择就餐方式的机会。典型的阴性强化是关在房子里或不准看电视。

(5)对攻击行为不明显的患儿可以应用忽视技术,对患儿的病态行为不表现

出情感反应,使患儿感觉得不到注意而减少负性强化。

(四)认知治疗

对冲动性行为有效,要点包括:让患儿学习如何去解决问题;学会预先估计自己的行为所带来的后果,克制自己的冲动行为;识别自己的行为是否恰当,选择恰当的行为应对方式。

(五)督促服药

对需要服药者,应让家长和患儿理解药物治疗的好处和可能的不良反应,消除他们的顾虑,配合医师治疗;告知家长应经常与医师保持联系,定期接受咨询。

七、健康指导

包括对父母的训练和对老师的训练,提高家长的识别和处理能力,正确认识疾病和协调家庭关系,老师应协助家长观察患儿表现,强化其在家庭中所取得的成绩,提高识别和处理问题的能力。强化不导致品性障碍的保护因素,消除不利于品行障碍恢复的因素,如增强患儿的社交能力,减少患儿的应激,避免负性强化,限制看与暴力、物质滥用、性行为有关的电视和杂志等。

八、护理效果评估

(1)患儿的饮食、睡眠等生理状况是否改善。

(2)患儿伴随的病态症状是否控制,如注意缺陷、多动障碍、抑郁、焦虑、情绪不稳等。

(3)患儿不良行为是否改善,反社会行为、冲动行为、对立违拗行为是否减少或消除。

(4)患儿社会功能是否有改善,包括社会交往能力、学习能力、社会适应能力、与周围环境的接触、伙伴关系等。

(5)家庭功能是否改善,家庭参与、配合的程度是否提高,家庭态度和教养方式是否变得合理,家属对疾病的性质是否有正确理解等。

第四节 抽 动 障 碍

抽动障碍是一种起病于儿童时期,以抽动为主要临床表现的神经精神性疾病,为一组原因未明的运动障碍,主要表现为不自主的、反复的、快速的、无目的的一个部位或多部位肌肉运动性抽动或发声性抽动,并可伴有多动、注意力不集中、强迫性动作和/或其他精神行为症状。抽动障碍的抽动症状可以时轻时重,呈波浪式进展,间或静止一段时间。新的抽动症状可以代替旧的抽动症状,或在原有抽动症状的基础上出现新的抽动症状。

抽动障碍的病因尚不明确,其发病是遗传、生物、心理和环境等因素相互作用的综合结果。症状较轻者无须特殊治疗,症状影响了学习、生活和社交活动的患儿需及时治疗,采用药物与心理调适相结合的综合治疗方法。抽动障碍经常共病注意缺陷多动障碍、强迫障碍、睡眠障碍、情绪障碍等心理行为障碍,给病情带来一定的复杂性,同时也给临床治疗带来一定的难度。

一、临床表现

主要表现为运动抽动或发声抽动,包括简单或复杂性抽动两种形式。简单的运动抽动表现为眨眼、耸鼻、张口、歪嘴、耸肩、转肩、摇头或斜颈;复杂的运动抽动如蹦跳、跑跳和拍打自己等动作。简单的发声抽动表现为类似咳嗽、清嗓、咳嗽或犬吠的声音,或"啊""呀"等单调的声音;复杂的发声抽动表现为重复语言、模仿语言、秽语等。抽动可发生在单一部位或多个部位,有的抽动症状可从一种形式转变为另一种形式。

抽动症状的特点是不随意、突发、快速、重复和非节律性。若患者有意控制可以在短时间内不发生,但却不能较长时间地控制自己不发生抽动症状。患者在遭遇不良心理因素、情绪紧张、躯体疾病或其他应激情况下发作较频繁,睡眠时症状减轻或消失。

二、临床类型

(一)短暂性抽动障碍

短暂性抽动障碍为最常见类型。主要表现为简单的运动抽动症状,多首发于头面部。少数表现为简单的发声抽动症状,也可见多个部位的复杂运动抽动。抽动症状每天多次出现,持续2周以上,病程一年以内,部分患者可能发展为慢性抽动障碍或发声与多种运动联合抽动障碍。

(二)慢性运动或发声抽动障碍

多数患者表现为简单或复杂的运动抽动,少数患者表现为简单或复杂的发声抽动,但不会同时存在运动抽动和发声抽动。抽动部位除头面部、颈部和肩部肌群外,也常发生在上下肢或躯干肌群。某些患者的运动抽动和发声抽动交替出现。抽动可能每天发生,也可断续出现,发作间隙期不超过 2 个月。慢性抽动障碍病程 1 年以上。

(三)发声与多种运动联合抽动障碍

发声与多种运动联合抽动障碍又称 Tourette 综合征,是以进行性发展的多部位运动抽动和发声抽动为特征的抽动障碍,部分患者伴有模仿言语、模仿动作,或强迫、攻击、情绪障碍,及注意缺陷等行为障碍,起病于童年。一般首发症状为简单运动抽动,以面部肌肉的抽动最多,少数患者的首发症状为简单的发声抽动。随病程进展,抽动的部位增多,逐渐累及到肩部、颈部、四肢或躯干等部位,表现形式也由简单抽动发展为复杂抽动,由单一运动抽动或发声抽动发展成两者兼有,发生频度不断增加,约 30% 出现秽语症或猥亵行为。多数患者每天都有抽动发生,少数呈间断性,但发作间隙期不超过 2 个月。病程持续迁延,对患者的社会功能影响很大。

三、其他症状及共病

部分患者伴有重复语言、重复动作、模仿语言和模仿动作。患者中 30%~60% 共病强迫障碍,30%~50% 共病注意缺陷多动障碍,还有与心境障碍或其他焦虑障碍共病者。

四、实验室及其他检查

(一)颅脑 CT 检查

大多数抽动障碍患者的颅脑 CT 检查无异常发现,仅在少部分患者显示有孤立的不重要的脑结构改变,包括脑室轻度扩大、外侧裂明显加深、蛛网膜囊肿、透明隔间腔和大脑皮层轻度萎缩等。

(二)颅脑磁共振检查

抽动障碍患者的脑内皮质-纹状体-丘脑-皮质环路功能存在异常,功能磁共振成像研究发现环路内腹侧纹状体、额前皮质、壳核、皮质辅助运动区等部位激活异常。

(三)单光子发射型计算机断层扫描

显示抽动障碍患者的基底神经节、额叶、颞叶、枕叶等部位存在局限性血流灌注减低区。

五、诊断要点

抽动障碍诊断标准主要涉及 3 个诊断系统,包括 CCMD-3、ICD-10 和 DSM-Ⅴ。目前国内外多数学者倾向采用 DSM-Ⅴ 中抽动障碍诊断标准作为本病的诊断标准。其实,DSM-Ⅴ 诊断标准与 ICD-10 和 CCMD-3 中所涉及的诊断标准条目类同。目前我国学者倾向于采用 CCMD-3 或 DSM-Ⅴ 诊断标准作为抽动障碍诊断标准。

(一)CCMD-3 关于抽动障碍的诊断标准

1.短暂性抽动障碍

(1)有单个或多个运动抽动或发声抽动,常表现为眨眼、扮鬼脸或头部抽动等简单抽动。

(2)抽动天天发生,1 天多次,至少已持续 2 周,但不超过 12 个月。某些患者的抽动只有单次发作,另一些可在数月内交替发作。

(3)18 岁前起病,以 4~7 岁儿童最常见。

(4)不是由于 Tourette 综合征、风湿性舞蹈病、药物或神经系统其他疾病所致。

2.慢性运动性或发声性抽动障碍

(1)不自主运动抽动或发声,可以不同时存在,常 1 天发生多次,可每天或间断出现。

(2)在 1 年中没有持续 2 个月以上的缓解期。

(3)18 岁前起病,至少已持续 1 年。

(4)不是由于 Tourette 综合征、风湿性舞蹈病、药物或神经系统其他疾病所致。

3.Tourette 综合征

(1)起病于 18 岁之前。

(2)表现为多种运动抽动和一种或多种发声抽动,运动和发声抽动同时存在。

(3)抽动 1 天内发生多次,可每天发生或间断出现,病程持续 1 年以上,但 1 年之内症状持续缓解期不超过 2 个月。

(4)日常生活和社会功能明显受损,患者感到十分痛苦和烦恼。

(5)排除小舞蹈症、药物或神经系统其他疾病所致。

(二)DSM-Ⅴ 关于抽动障碍的诊断标准

1.短暂性抽动障碍

(1)一种或多种运动性抽动和/或发声性抽动。

(2)自从首发抽动以来,抽动的病程少于 1 年。

（3）18岁以前起病。

（4）抽动症状不是由某些药物（如可卡因）或内科疾病（如亨廷顿舞蹈病或病毒感染后脑炎）所致。

（5）不符合慢性运动性或发声性抽动障碍或 Tourette 综合征的诊断标准。

2.慢性运动性或发声性抽动障碍

（1）一种或多种运动性抽动或发声性抽动,但在病程中仅有一种抽动形式出现。

（2）自从首发抽动以来,抽动的频率可以增多和减少,病程在1年以上。

（3）18岁以前起病。

（4）抽动症状不是由某些药物（如可卡因）或内科疾病（如亨廷顿舞蹈病或病毒感染后脑炎）所致。

（5）不符合 Tourette 综合征的诊断标准。

3.Tourette 综合征

（1）具有多种运动性抽动及一种或多种发声性抽动,而不必在同一时间出现。

（2）自从首发抽动以来,抽动的频率可以增多和减少,病程在1年以上。

（3）18岁以前起病。

（4）抽动症状不是由某些药物（如可卡因）或内科疾病（如亨廷顿舞蹈病或病毒感染后脑炎）所致。

六、护理措施

（一）病情观察

抽动障碍患儿大多数以运动性抽动为首发症状,其中以眨眼最多,家长对此病缺乏认识,以为是不良习惯而加以训斥,或者错误就诊于眼科,因而延误诊断与治疗。护士要认真观察抽动障碍患者抽动发作的部位、形式、频率、强度、复杂性及干扰程度等,并做详细记录,以作为临床诊断和疗效观察的依据。充分了解引起抽动症状加重或减轻的因素,同时要注意观察有无发作先兆或诱因。

（二）用药护理

抽动障碍患儿常需服用硫必利、氟哌啶醇、可乐定、阿立哌唑等药物治疗,应向患儿及家长主动介绍药物的名称、用药时间、方法、剂量,药物的作用,注意事项及可能出现的不良反应。指导家长给患儿按时、按量服药,防止少服、漏服和多服;并告诉家长不要随便换药或改变剂量,需要调整用药时一定要在医师指导下进行;要求家长注意观察用药期间可能出现的不良反应及告知处理方法,减轻患儿及家长对药物治疗的顾虑及产生不良反应时的恐惧心理。如果出现不良反应,轻者不需要特殊处理,临床观察即可;重者应在医师的指导下减少药物剂量或更换药物品种,并进行必要的相关处理。

(三)生活护理

1.日常生活

应合理地安排好抽动障碍患儿的日常生活,做到生活有一定的规律性,如每天的作息时间相对比较固定等。要保证患儿有充足的睡眠时间,避免过度疲劳、紧张或兴奋激动等。患儿的饮食可以和正常儿童一样,但最好给予富于营养易于消化的食物,多食清淡含维生素高的蔬菜和水果,不食辛辣、刺激性食物,勿暴饮暴食。保持良好的生活习惯,注意头发不宜过长,衣领不可过高过硬。

当然,有部分抽动障碍患儿可因抽动给其生活带来不便,如头颈部抽动可影响患儿的进食;四肢抽动可影响患儿穿衣;膈肌的抽动可引起呕吐;膀胱肌肉抽动可引起尿频;还有的患儿出现频繁的强迫性咬唇、咬嘴、咬牙等症状,造成躯体感染。对于这部分患儿,在生活上必须给予照顾,如喂饭、协助穿衣、协助大小便等。

此外,抽动障碍患儿可以按时进行常见传染病的疫苗预防接种;如果因患其他方面的疾病万一需要手术时,也可以采用各种麻醉方法实施外科手术。

2.居室环境

抽动障碍患儿的居室环境除了要注意开窗通风、湿度、温度以外,最重要的是要求环境安静,减少噪声。噪声是一种公害,频率高低不一、振动节律不齐、难听的声音被称为噪声。过强的噪声会打乱人的大脑皮层兴奋与抑制的平衡,影响神经系统正常的生理功能,有害于健康。长期生活在较强噪声环境里,可使人感觉疲倦、不安、情绪紧张、睡眠不好。严重时则出现头晕、头痛、记忆力减退。抽动障碍患儿存在着中枢神经系统功能紊乱,如噪声长期干扰,必将加重病情或诱发抽动。所以,当儿童患有抽动障碍后,要保证居室安静,尽量减少噪声,如空调、冰箱、洗衣机等要离患儿居室远些;不要大声放摇滚乐、打击乐,可适当放些古典乐、小夜曲等缓慢、柔和的音乐。使患儿生活在一个相对安静的环境中,将有利于疾病的康复。

3.管教

对抽动障碍患儿的管教,应当像普通小孩一样去正常管教,不要娇惯。管教方式应该是耐心地说服教育,不要打骂或体罚。家长不要担心患儿有病就不敢管,否则,最后患儿的病治好了,却留下一身坏毛病,如不懂礼貌、任性、脾气暴躁、打骂父母等。关于游戏活动,不要让患儿玩电子游戏机或者电脑游戏,禁止看一些惊险、恐怖的影片或电视节目,对于武打片要少看甚至不看,以避免精神过度紧张而诱发抽动症状加重。对于秽语患儿,要正确引导使用文明语言。

4.上学

由于抽动障碍患儿的智力一般不受影响,故可以正常上学,但要注意患儿的学习负担不要过重,家长更不要对患儿提一些不切实际的要求,比如要求各门功课达到多少分以上,更不要过分强求患儿课外学习。患儿通常可以参加学校组织的各种活动,如春游、参观和课外文娱活动等。患儿也可以参加体育活动,至于参加哪种体育活动,可以根据患儿的年龄特点及兴趣选择,但要注意运动不要过量,有一定危险的活动应有人在旁边照看。但是,当患儿抽动发作特别频繁、用药不能控制或同时伴发比较严重的行为问题时,就需暂时停学一段时间,待临床症状明显减轻或基本控制后,再继续上学。

(四)心理护理

抽动障碍患儿虽然没有生命危险,但可能影响患儿的心理健康,影响患儿与家长、老师、同学及朋友的交流;长大成人后还可能影响社会交往,产生自卑,失去自信。因此,抽动障碍患儿的心理护理十分重要。首先应向抽动障碍患儿家长、老师和同学进行本病的特点、性质的解释与宣教工作,争取全社会对本病的了解及对患儿的理解和宽容。尤其是家长更要主动配合医师治疗,对患儿出现的抽动症状不给予特别注意或提醒,努力造就患儿良好的性格,保持一个稳定的情绪。

医护人员应对抽动障碍患儿进行精神安慰与正面引导,建立良好的护患关系,以友好的方式去主动接触患儿,主动与患儿交谈,语言和蔼,多使用表扬和鼓励的语言;耐心地了解患儿的心理活动,决不可表现出不耐烦和焦虑。当患儿发脾气时,不要激惹他(她),更不能训斥,而要耐心劝导、讲道理,以理服人。尽可能不谈及患儿不愉快的事情,用医护人员的爱心、耐心和同情心去关心体贴患儿,使患儿对我们充满着信任感。此外,在与患儿接触和交谈过程中,要树立医护人员的威信,为患儿办事认真求实,说一不二,答应的事一定办到。对年长患儿还要辅以奖励的正强化方法,以增强患儿的自知力,从而达到治疗之目的。

在心理护理中另一不可缺少的环节是争取家庭和社会配合,以保证患儿的情绪稳定性。家长应给患儿以耐心和关怀,平时要多关心照顾,合理安排生活。当患儿犯错误时,不能辱骂,殴打或大声吵闹,要细心开导,耐心说服,以使患儿的情绪平稳顺从。要与学校老师取得联系,让老师多给以正面引导,让同学们多给予帮助,其目的在于不要让同学或周围人对患儿有歧视,让患儿觉得到处都是温馨和安全的环境,让患儿感到生活中有快乐感,从而消除自卑心理,降低心理防御水平,有利于缓解抽动症状。

对于学习有可能的患儿,应给与主动帮助,不可训斥,以免加大精神压力。家长要正确评估患儿的能力,创造轻松愉快的学习环境,促进儿童健康成长,提高生活质量。

七、健康指导

(一)家长

就家长而言,当小孩患抽动障碍被确诊后,家长要尽量保持平静的心态,与医师做好配合对患儿进行治疗。虽然此病治疗较麻烦,但大部分预后良好,特别不要在患儿面前讲此病的难治性,更不要不时在患儿面前过多提及或过分关注其所表现的症状。患儿所表现的抽动症状为病理情况,并非患儿品质问题或坏习惯,家长不要认为是小孩故意捣乱,进而责骂甚至殴打。要知道,患儿对症状无控制能力,责骂或殴打会加重精神负担,可能使病情加重或反复,还将造成父母之间、父母和小孩之间的矛盾。另外,夫妻吵架、激烈动画片及电影、紧张惊险的小说等均对儿童不利,家长要尽量避免此类因素对患儿的影响。个别患儿有自残及伤害他人行为,家长要把利器、木棒等放在适当位置,不让孩子容易拿到。另外,也不要认为小孩有病就过分溺爱、顺从,以免促使患儿养成任性、固执、暴躁或不合群等不良性格。

家长要配合医师对患儿进行必要的治疗,认为没有治疗的必要,待青春期自愈的观点是不对的,特别是伴有行为异常的患儿更应积极干预治疗。如由于注意力不集中及无目的的活动太多,造成学习困难,长此以往必将影响学业,即使青春期抽动停止,但学习成绩下降,行为讨厌,也必将受到周围人们太多的批评,使儿童幼小天真的心灵受到伤害,形成自卑心理,对成年后进入社会不利。所以,当小孩患抽动障碍后,家长应积极主动地配合医师对患儿进行早期治疗,虽然短期内给家长及患儿带来一些麻烦,但对患儿以后的学习及身心健康是有好处的。此外,对抽动障碍的治疗不要频繁更换医师,因为本病是一种病程长易于反复的疾病,在治疗期间,要克服急于求成的心理,配合医师寻找一种合适的药物和剂量。抽动障碍虽然有通用的治疗方法,但不是对每例患者都有效,医师也各有自己的治疗经验和体会,当一种方法疗效不佳时,要酌情及时调整治疗方法,直至病情得到控制。在临床上可以见到一些家长见患儿服几次药效果不明显后,就认为这位医师治法不好,赶紧换一位医师,屡次换医师对每一位医师来说,都是第一次治疗该患儿,摸不准剂量及方法,对患儿非常不利。更有甚者,有的家长让患儿同时服用好几位医师的药,多种神经阻滞剂同时服用,这样不仅对患儿的治疗不利,而且还可能带来较多的不良作用。

(二)患儿

在小孩患有抽动障碍的家庭里,抽动障碍患儿像所有其他小孩一样,首先要了解他们自己及周围的世界。正是家庭给了他们对疾病的最初认识,也使得患儿的自我约束、自知力、自信及自尊等得到提高。抽动障碍多起病于学龄前期或学龄期儿童,这个年龄组的儿童,具备了一定的思考判断能力,家长要把此病适当地告诉儿童。当患儿知道自己的疾病后,可以充分调动主观能动性,对疾病的康复是有好处的。

为了促进病情的康复,建议儿童要做到以下几点:①树立战胜疾病的信心,了解自己的病是有可能治好的,积极主动地配合家长和医师的治疗。②了解自己的不可控制症状是因疾病而致,就像头痛时捂头一样自然,同学们是可以理解的,不要自己看不起自己。主动和同学交往,以增进友谊。③当影响学习使成绩下降时,要知道是暂时的,通过加倍努力后会追上或超过别人的。④避免情绪波动。平时少看电视,不玩游戏机,不看恐怖影视片。与同学和睦相处,不打架斗殴。

(三)社会

抽动障碍被确定诊断后,如何让患者本人及其家人、师长和朋友了解并接受抽动障碍比任何治疗方式都重要,而社会开明到可以完全接纳抽动障碍患者尤为重要。尽量帮助家长开始适应他们这种变化了的家庭生活,接纳家长的愤怒和倾听他们诉说的犯罪感,使他们从日益增加的失望、愤怒、犯罪感的循环中解脱出来。对患儿的学习能力和神经心理问题进行评估,当发现有异常后,要及时与家长取得沟通,作出相应的矫正对策。帮助家长关注患儿的全面发展,包括自尊、自信,以及自我保护能力,积极参与活动的能力,离开家庭结交朋友的能力。还应该考虑对抽动障碍患儿的同胞兄弟或姊妹提供帮助。如果患儿的同胞抽动症状比较轻,可能容易被人们所忽视,但他们常常担心其症状会同他们的兄弟或姐妹一样变得严重。对于未患抽动障碍的同胞常常担心他们将来有可能会患该病,内心总是充满着恐惧感。因此,在提供任何家庭帮助的同时,也应为患儿的同胞提供教育和支持。

第七章　康复科护理

第一节　脑　卒　中

脑卒中又称脑血管意外,由于急性脑血管破裂或闭塞,导致局部或全脑神经功能障碍所引起的神经功能缺损综合征,持续时间＞24 小时或死亡。脑卒中后一周的患者 73％～86％有偏瘫,71％～77％有行动困难,47％不能独坐,75％左右不同程度地丧失劳动能力,40％重度致残。在我国,目前需要和正在进行康复的患者中,脑卒中患者占有相当大的比例。随着科学技术和医疗服务水平的不断提高,脑卒中的致死率呈现逐渐下降的趋势,同时,由于发病率的逐年增高,导致脑卒中的致残率亦呈现逐年增高的趋势,造成了大量的需要进行康复的残疾人。脑卒中的康复开展最早,也是目前研究最多的领域,早期康复介入已成为共识。

一、早期康复的意义

早期进行康复运动功能恢复,1 个月可提高 92.11％,2 个月可提高 56.67％,3 个月可提高 18.18％,3 个月后 96％手功能恢复可能性较小。

二、康复评定

(一)脑损伤严重程度的评定

1.格拉斯哥昏迷量表

格拉斯哥昏迷量表(Glasgow coma scale,GCS)是根据睁眼情况(1～4 分)、肢体运动(1～6 分)和语言表达(1～5 分)来判定患者脑损伤的严重程度。GCS ≤8 分为重度脑损伤,呈昏迷状态;9～12 分为中度脑损伤;13～15 分为轻度脑损伤。

2.临床神经功能缺损程度评分标准

评分为 0～45 分,0～15 分为轻度神经功能缺损,16～30 分为中度神经功能缺损,31～45 分为重度神经功能缺损。

3.美国卫生研究院脑卒中评分表

美国卫生研究院脑卒中评分表是国际上使用频率最高的脑卒中评分量表,有 11 项检测内容,得分低说明神经功能损害程度轻,得分高说明程度重。

(二)运动功能的评定

脑卒中后运动功能障碍多表现为偏侧肢体瘫痪,是致残的重要原因。运动功能评估主要是对运动模式、肌张力、肌肉协调能力进行评估。

肢体的运动功能障碍按照脑卒中后各期(软瘫期、痉挛期、相对恢复和后遗症期)的状况,采用布伦斯特伦 6 阶段评估法,可以简单分为如下 6 期:①Ⅰ期,迟缓阶段;②Ⅱ期,出现痉挛和联合反应阶段;③Ⅲ期,连带运动达到高峰阶段;④Ⅳ期,异常运动模式阶段;⑤Ⅴ期,出现分离运动阶段;⑥Ⅵ期,正常运动状态。

(三)感觉功能评估

感觉功能评估包括浅感觉、深感觉和复合感觉。评估患者的痛温觉、触觉、运动觉、位置觉、实体觉和图形觉是否减退或丧失。脑卒中感觉功能评定的目的在于了解感觉障碍的程度和部位,指导患者正确选用辅助用具及避免在日常生活活动中发生伤害事故。

(四)平衡功能评定

1.三级平衡检测法

三级平衡检测法在临床经常使用。Ⅰ级平衡是指在静态下不借助外力,患者可以保持坐位或站立位平衡;Ⅱ级平衡是指在支撑面不动(坐位或站立位),身体某个或几个部位运动时可以保持平衡;Ⅲ级平衡是指患者在外力作用或外来干扰下仍可以保持坐位或站立平衡。

2.伯格平衡评定量表

伯格平衡评定量表是脑卒中康复临床与研究中最常用的量表,一共 14 项检测内容,包括:坐→站;无支撑站立;足着地,无支撑坐位;站→坐;床→椅转移;无支撑闭眼站立;双足并拢,无支撑站立;上肢向前伸;从地面拾物;转身向后看;转体 360°;用足交替踏台阶;双足前后位,无支撑站立;单腿站立。每项评分 0～4 分,满分 56 分,得分高表明平衡功能好,得分低表明平衡功能差。

(五)认知功能评估

评估患者对事物的注意、识别、记忆、理解和思维有无出现障碍。例如：①意识障碍是对外界环境刺激缺乏反应的一种精神状态。根据临床表现可分为嗜睡、昏睡、浅昏迷、深昏迷4个程度。临床上通过患者的语音反应，对针刺的痛觉反射、瞳孔对光反射、吞咽反射、角膜反射等来判断意识障碍的程度。②智力障碍主要表现为定向力、计算力、观察力等思维能力的减退。③记忆障碍可表现为短期记忆障碍或长期记忆障碍。④失用症常见的有结构性失用、意念运动性失用、运动性失用和步行失用。⑤失认症可表现为视觉失认、听觉失认、触觉失认、躯体忽略和体像障碍。

(六)言语功能评估

评估患者的发音情况及各种语言形式的表达能力，包括说、听、读、写和手势表达。脑卒中患者常有以下言语障碍表现。①构音障碍：是由于中枢神经系统损害引起言语运动控制障碍（无力、缓慢或不协调），主要表现为发音含糊不清，语调及速率、节奏异常，鼻音过重等言语听觉特性的改变。②失语症：是由于大脑皮质与语言功能有关的区域受损害所致，是优势大脑半球损害的重要症状之一。常见的失语类型有运动型失语、感觉性失语、传导性失语、命名性失语、经皮质运动性失语、经皮质感觉性失语、完全性失语等。

(七)摄食和吞咽功能评估

1.临床评估

对患者吞咽障碍的描述：吞咽障碍发生的时间、频率，在吞咽过程发生的阶段，症状加重的因素（食物的性状，一口量等），吞咽时的伴随症状（梗阻感、咽喉痛、鼻腔、反流、误吸等）。

2.实验室评定

视频荧光造影检查：即吞钡试验，它可以精确地显示吞咽速度和误吸的存在，以了解吞咽过程中是否存在食物残留或误吸，并找出与误吸有关的潜在危险因素，帮助设计治疗饮食，确定安全进食体位。

3.咽部敏感试验

用柔软纤维导管中的空气流刺激喉上神经支配区的黏膜，根据感受到的气流压力来确定感觉障碍的阈值和程度。脑卒中患者咽部感觉障碍程度与误吸有关。

（八）日常生活活动能力评估

脑卒中患者由于运动功能、认知功能、感觉功能、言语功能等多种功能障碍并存，常导致衣、食、住、行、个人卫生等基本动作和技巧能力的下降或丧失。常采用改良巴塞尔指数或功能独立性评估法。

（九）心理评估

评估患者的心理状态、人际关系与环境适应能力，了解患者有无抑郁、焦虑、恐惧等心理障碍，评估患者的社会支持系统是否健全有效。

（十）社会活动参与能力评估

采用社会活动与参与量表评定。该量表分为理解与交流、身体移动、生活自理、与人相处、生活活动、社会参与6个方面，共30个问题，每个问题的功能障碍程度分为"无、轻、中、重、极重度"，相应分值为1、2、3、4、5分。

三、康复治疗

（一）康复目标

采用一切有效的措施，预防脑卒中后可能发生的残疾和并发症（如压疮、坠积性肺炎或吸入性肺炎、泌尿系统感染、深静脉血栓形成等），改善受损的功能（如感觉、运动、语言、认知和心理等），提高患者的日常生活活动能力和适应社会生活的能力，即提高脑卒中患者的生活质量，重返家庭和工作岗位，最终成为独立的社会的人。

（二）康复治疗

脑卒中的康复应从急性期开始，只要不妨碍治疗，康复训练开始的越早，功能恢复的可能性越大，预后越好。一般认为康复治疗开始的时间应为患者生命体征稳定，神经病学症状不再发展后48小时可开始，应尽可能地减轻失用（包括健侧）。脑卒中康复治疗包括偏瘫肢体综合训练、平衡功能训练、手功能训练、言语功能训练、吞咽功能训练、作业治疗、物理治疗等。

（三）康复训练的原则

（1）选择合适的早期康复时机。

（2）康复治疗计划是建立在康复评定的基础上，由康复治疗小组共同制订，并在治疗方案实施过程中逐步加以修正和完善。

（3）康复治疗始终贯穿于脑卒中治疗的全过程，做到循序渐进。

(4)康复治疗要有患者的主动参与和家属的积极配合,并与日常生活和健康教育相结合。

(5)采用综合康复治疗,包括物理治疗、作业治疗、言语治疗、心理治疗、传统康复治疗和康复工程等方法。

(四)软瘫期的康复训练

软瘫期是指发病1~3周内(脑出血2~3周,脑梗死1周左右),患者意识清楚或有轻度意识障碍,生命体征平稳,但患肢肌力、肌张力均很低,腱反射也低。康复护理措施应早期介入,以不影响临床抢救、不造成病情恶化为前提。目的是预防并发症及继发性损害,同时为下一步功能训练做准备。一般每天2小时更换1次体位,保持抗痉挛体位,以预防压疮、肺部感染及痉挛模式的发生。

1.桥式运动

在床上进行翻身训练的同时,必须加强患侧伸髋屈膝肌的练习,这对避免患者今后行走时出现偏瘫步态十分重要。

(1)双侧桥式运动:帮助患者将两腿屈曲,双足在臀下平踏床面,让患者伸髋将臀抬离床面。如患髋外旋、外展不能支持,则帮助患者将患膝稳定。

(2)单侧桥式运动:当患者能完成双侧桥式运动后,可让患者伸展健腿,患腿完成屈膝、伸髋、抬臀的动作。

(3)动态桥式运动:为了获得下肢内收、外展的控制能力,患者仰卧屈膝,双足踏住床面,双膝平行并拢,健腿保持不动,患腿做交替的幅度较小的内收和外展动作,并学会控制动作的幅度和速度。然后患腿保持中立位,健腿做内收、外展练习。

2.被动活动

如病情较稳定,在病后第3~4天起,患肢所有的关节都应做全范围的关节被动活动,以防关节挛缩。每天2~3次,活动顺序从大关节到小关节循序渐进,缓慢进行,切忌粗暴,直到主动运动恢复。

(1)按摩:对患肢进行按摩可促进血液、淋巴回流,防止和减轻水肿,同时又是一种运动感觉刺激,有利于运动功能恢复。按摩要轻柔、缓慢、有节律地进行,不可用强刺激性手法。对肌张力高的肌群用安抚性质的推拿按摩,对肌张力低的肌群则予以摩擦和揉捏。

(2)主动活动:软瘫期的所有主动训练都是在床上进行的。主要原则是利用躯干肌的活动以及各种手段,促使肩胛带和骨盆带的功能恢复。

(3)翻身训练:尽早使患者学会向两侧翻身,以免长期固定于一种姿势,出现继发压疮及肺部感染等并发症。①向健侧翻身:患者仰卧位,双手交叉,患侧拇指置于健侧拇指之上(博巴斯式握手),屈膝,健腿插入患腿下方。交叉的双手伸直举向上方,做左右侧方摆动,借助摆动的惯性,让双上肢和躯干一起翻向健侧。康复护理人员可协助或帮助其转动骨盆或肩胛。②向患侧翻身:患者仰卧位,双手呈博巴斯式握手,向上伸展上肢,健侧下肢屈曲。双上肢左右侧方摆动,当摆向患侧时,顺势将身体翻向患侧。

(五)痉挛期的康复训练

一般在软瘫期2～3周开始,肢体开始出现痉挛并逐渐加重。这是疾病发展的规律,一般持续3个月左右。此期的康复目标是通过抗痉挛的姿势体位来预防痉挛模式和控制异常的运动模式,促进分离运动的出现。

1.抗痉挛训练

大部分患者患侧上肢以屈肌痉挛占优势,下肢以伸肌痉挛占优势。表现为肩胛骨后缩,肩带下垂,肩内收、内旋,肘屈曲,前臂旋前,腕屈曲伴一定的尺侧偏,手指屈曲内收;骨盆旋后并上提,髋伸、内收、内旋,膝伸,足趾屈内翻。

(1)卧位抗痉挛训练:采用博巴斯式握手上举上肢,使患侧肩胛骨向前,患肘伸直。仰卧位时双腿屈曲,博巴斯式握手抱住双膝,将头抬起,前后摆动使下肢更加屈曲。此外,还可以进行桥式运动,也有利于抑制下肢伸肌痉挛。

(2)被动活动肩关节和肩胛带:患者仰卧,以博巴斯式握手用健手带动患手上举,伸直和加压患臂。可帮助上肢运动功能的恢复,也可预防肩痛和肩关节挛缩。

(3)下肢控制能力训练:卧床期间进行下肢训练可以改善下肢控制能力,为以后行走训练做准备。①髋、膝屈曲训练:患者仰卧位,护士用手握住其患足,使之背屈旋外,腿屈曲,并保持髋关节不外展、外旋。待对此动作阻力消失后再指导患者缓慢地伸展下肢,伸腿时应防止内收、内旋。在下肢完全伸展的过程中,患足始终不离开床面,保持屈膝而髋关节适度微屈。以后可将患肢摆放成屈髋、屈膝、足支撑在床上,并让患者保持这一体位。随着控制能力的改善,指导患者将患肢从健侧膝旁移开,并保持稳定。②踝背屈训练:当患者可以控制一定角度的屈膝动作后,以脚踏住支撑面,进行踝背屈训练。护士握住患者的踝部,自足跟向下加压,另一只手抬起脚趾使之背屈且保持足外翻位,当被动踝背屈抵抗逐渐消失后,要求患者主动保持该姿势。随后指导患者进行主动踝背屈练习。③下肢内收、外展控制训练:方法见动态桥式运动。

2.坐位及坐位平衡训练

尽早让患者坐起,能防止肺部感染、静脉血栓形成、压疮等并发症,开阔视野,减少不良情绪。

(1)坐位耐力训练:对部分长期卧床患者为避免其突然坐起引起直立性低血压,首先应进行坐位耐力训练。先从半坐位(约30°)开始,如患者能坚持30分钟并且无明显直立性低血压,则可逐渐增大角度(45°、60°、90°)、延长时间和增加次数。如患者能在90°坐位坐30分钟,则可进行从床边坐起训练。

(2)卧位到从床边坐起训练:患者先侧移至床边,将健腿插入患腿下,用健腿将患腿移于床边外,患膝自然屈曲。然后头向上抬,躯干向患侧旋转,健手横过身体,在患侧用手推床,把自己推至坐位,同时摆动健腿下床。必要时护士可以一手放在患者健侧肩部,另一手放于其臀部帮助坐起,注意千万不能拉患肩。

(六)恢复期康复训练

恢复期早期患侧肢体和躯干肌还没有足够的平衡能力,因此,坐起后常不能保持良好的稳定状态。帮助患者坐稳的关键是先进行坐位耐力训练。

1.平衡训练

平衡训练包括左右和前后平衡训练。静态平衡为一级平衡,自动动态平衡为二级平衡,他动动态平衡为三级平衡。

(1)坐位左右平衡训练:让患者取坐位,治疗师坐于其患侧,嘱其头部保持正直,将重心移向患侧,再逐渐将掌心移向健侧,反复进行。

(2)坐位前后平衡训练:患者在护士的协助下身体向前或后倾斜,然后慢慢恢复中立位,反复进行。静态平衡完成后,进行自动动态平衡训练,即要求患者的躯干能做前后、左右、上下各方向不同摆幅的摆动运动。最后进行他动动态平衡训练,即在他人一定的外力推动下仍能保持平衡。

(3)坐到站起平衡训练:指导患者双手交叉,让患者屈髋、身体前倾,重心移至双腿,然后做抬臀站起动作。患者负重能力加强后,可让患者独立做双手交叉、屈髋、身体前倾,然后自行站立。

(4)站立平衡训练:完成坐到站起动作后,可对患者依次进行扶站、平衡杠内站立、独自站立以及单足交替站立的三级平衡训练。尤其做好迈步向前向后和向左向右的重心转移的平衡训练。

2.步行训练

学习平行杠内患腿向前迈步时,要求患者躯干伸直,用健手扶栏杆;重心移至健腿,膝关节轻度屈曲。护士扶住其骨盆,帮助患侧骨盆向前下方运动,防止患腿在迈步时外旋。当健腿向前迈步时,患者躯干伸直,健手扶栏杆,重心前移,护士站在患者侧后方,一手放置于患腿膝部,防止患者健腿迈步时膝关节突然屈曲以及发生膝反张;另一手放置于患侧骨盆部,以防其后缩。健腿开始只迈至与患腿平齐位,随着患腿负重能力的提高,健腿可适当超过患腿。指导患者利用助行器和手杖等帮助练习。

3.上下楼梯训练

原则为上楼时健足先上,患足后上;下楼时患足先下,健足后下。上楼时,健足先放在上级台阶,伸直健腿,把患腿抬到同一台阶;下楼时,患足先下到下一级台阶,然后健足迈下到同一级台阶。在进行训练前应给予充分的说明和示范,以消除患者的恐惧感。步态逐渐稳定后,指导患者用双手扶楼梯栏杆独自上下楼梯。

4.上肢控制能力训练

上肢控制能力训练包括臂、肘、腕、手的训练。

(1)前臂的旋前、旋后训练:指导患者坐于桌前,用患手翻动桌上的扑克牌。亦可在任何体位让患者转动手中的一件小物件。

(2)肘的控制训练:重点在于再伸展动作上。患者仰卧,患臂上举,尽量伸直肘关节,然后缓慢屈肘,用手触摸自己的口、对侧耳和肩。

(3)腕指伸展训练:双手交叉,手掌朝前,手背朝胸,然后伸肘,举手过头,掌面向上,返回胸前,再向左、右各方向伸肘。

5.改善手功能训练

患手反复进行放开、抓物和取物品训练。纠正错误运动模式。

(1)作业性手功能训练:通过编织、绘画、陶瓷工艺、橡皮泥塑等训练两手协同操作能力。

(2)手的精细动作训练:通过打字、搭积木、拧螺丝、拾小钢珠等以及进行与日常生活动作有关的训练,加强和提高患者手的综合能力。

(七)认知功能障碍的康复训练

认知功能障碍常常给患者的生活和治疗带来许多困难,所以认知训练对患者的全面康复起着极其重要的作用。训练要与患者的功能活动和解决实际问题的能力紧密配合。

认知行为干预根据认知过程影响情绪和行为的理论,通过认知和行为来改变患者不良认知和功能失调性态度。首先评估患者认知能力及其与自我放松技巧的关系以及接受新事物的能力,鼓励患者练习自我活动技巧,增加成就感;模仿正面形象,自我校正错误行为,提高患者对现实的认知能力。

1.放松技巧

康复护理人员根据"代偿"和"升华"心理防御机制,进行符合患者心理的赞赏、鼓励和美好的语言劝导,巧妙转移患者的不良心境。教会其自我行为疗法,如转移注意力、想象、重构、自我鼓励、放松训练等减压技巧,有助于减轻患者抑郁程度。

2.音乐疗法

音乐疗法对脑卒中后抑郁患者有较好的疗效,其中感受式音乐疗法因其简便易行而常作为首选方法。通过欣赏旋律优美、节奏舒适的轻音乐可引起患者的注意和兴趣,达到心理上的自我调整。

四、康复护理

早期康复护理能够显著改善脑卒中患者的神经功能和日常生活活动能力,有利于提高患者生活质量。早期康复护理是脑卒中早期康复治疗的重要组成部分。早期康复是指脑卒中患者生命体征平稳、神经系统症状不再发展后即可开始康复治疗。只要不影响治疗,早期康复护理介入越早越好,早期康复护理可促进大脑的可塑性,调动脑组织内残余细胞发挥其代偿作用,促进损伤区域组织的重构和细胞的再生,有效地预防脑神经萎缩,从而使患者各种功能尽早恢复和改善,降低致残率。

(一)康复护理目标

(1)改善患侧肢体的运动、感觉功能,改善患者的平衡功能。最大限度发挥患者的残余功能。

(2)改善患者言语功能障碍,调整患者心态,建立有效沟通方式。

(3)预防潜在并发症及护理不良事件的发生。

(4)提高患者的日常生活活动能力,学习使用辅助器具,指导家庭生活自理。

(5)提高患者生活质量以及社会参与的能力。

(6)实施教育学习的原则:强调残疾者和家属掌握康复知识及技能。

(二)康复护理措施

1.软瘫期抗痉挛体位的摆放

软瘫期抗痉挛体位的摆放是早期抗痉挛治疗的重要措施之一。抗痉挛体位能预防和减轻上肢屈肌、下肢伸肌的典型痉挛模式,是预防预后出现病理性运动模式思维方法之一。

(1)健侧卧位:患侧下肢髋、膝关节自然屈曲向前,放在身体前面另一枕上;健侧肢体自然放置。

(2)患侧卧位:患侧卧位可增加对患侧的知觉刺激输入,并使整个患侧被拉长,从而减少痉挛。

(3)仰卧位:该体位易引起压疮及增强异常反射活动,应尽量少用。

2.恢复期的康复护理

早期即可开始日常生活活动能力训练,通过持之以恒的日常生活活动能力训练,争取患者能自理生活,从而提高生活质量。训练内容包括进食方法、个人卫生、穿脱衣裤鞋袜、床椅转移、洗澡等。为完成日常生活活动能力训练,可选用一些适用的装置,如便于进食喂食的特殊器皿、改装的牙刷、各种形式的器具及便于穿脱的衣服。

3.后遗症期的康复护理

一般病程经过1年左右,患者经过治疗或未经积极康复,患者可能留有不同程度的后遗症,主要表现为肢体痉挛、关节挛缩变形、运动姿势异常等。此期康复护理目的是指导患者继续训练和利用残余功能,此外,训练患者使用健侧肢体代偿部分患侧的功能,同时指导家属尽可能改善患者的周围环境,以便于争取最大限度的生活自理。①进行维持功能的各项训练;②加强健侧的训练,以增强其代偿能力;③指导正确使用辅助器,如手杖、步行器、轮椅、支具,以补偿患者的功能;④改善步态训练,主要是加强站立平衡、屈膝和踝背屈训练,同时进一步完善下肢的负重能力,提高步行效率;⑤对家庭环境做必要的改造,如门槛和台阶改成斜坡,蹲式便器改成坐式便器,厕所、浴室、走廊加扶手等。

4.言语功能障碍的康复护理

语言为了交流沟通,发病后应尽早开始语言训练。患者虽然失语,但仍需与患者进行言语或非语言交流,通过交谈和观察,全面评价其语言障碍的程度,并列举语言功能恢复良好者进行实例宣教,同时还应注意心理疏导,增强其语言训练的信心。

5.摄食和吞咽功能障碍的康复护理

吞咽障碍是急性脑卒中常见的症状,患者可因舌和喉头等运动控制障碍导致吞咽障碍;患者引起误吸、误咽和窒息,甚至引起坠积性肺炎和呼吸困难等;也可因进食困难而引起营养物质摄入不足,水、电解质及酸碱平衡失调等,从而影响患者整体康复。

(1)吞咽障碍的患者首先应注意口腔卫生及全身状况的改善,膳食供给量可按体重计算出每天热量的需要给予平衡膳食,对于脱水及营养状态极差的患者,应给予静脉补液、营养支持。

(2)选择患者易接受的食物,磨烂的食物最容易吞咽,糊最不易吸入气管,稀液最易。故进食的顺序为,先磨烂的食物或糊→剁碎的食物或浓液→正常的食物和水,酸性或脂肪食物容易引起肺炎,清水不易引起肺炎,如用糊太久,则患者所得的水分过少可能脱水,所以有时也给清水。

(3)进食规则:进食时应采用半坐位或坐位;选择最佳食物黏稠度,限制食团大小,每次进食后,吞咽数次使食物通过咽部;通常禁饮纯液体饮料,饮水使用水杯或羹匙,不要用吸管;每次吞咽后轻咳数声;起初应是以黏稠的食物为主,黏稠的食物通常使用起来较安全,纯净的食物或口中变成流质的食物不会提供所需的刺激,以重新获得正常的口腔功能并且容易吸入。同时应给患者不同结构的食物和可咀嚼的食物。如果患者咀嚼困难,应将患者的下颌轻轻合上,有助于患者咀嚼。

(4)注意事项:①重视初步筛查及每次进食期间的观察,防止误吸特别是隐性误吸发生;②运用吞咽功能训练,保证患者安全进食,避免渗漏和误吸;③进食或摄食训练前后应认真清洁口腔,防止误吸;④团队协作精神可给患者以最好的照顾与护理;⑤进行吞咽功能训练时,患者的体位尤为重要;⑥对于脑卒中有吞咽障碍的患者,要尽早撤鼻饲,进行吞咽功能的训练;⑦重视心理康复护理。

6.心理和情感障碍的康复护理

心理和情感障碍产生的原因如下。

(1)对疾病的认识异常:患者往往在脑卒中早期表现出对疾病的否认和不理解,尤其是在患者有半身忽略障碍时,患者自觉四肢仍能活动,完全否认有偏瘫。在护理肢体障碍和半身忽略患者时,要不断给予言语信息,口头述说患侧是患者的一部分,同时以各种方式提醒患者,不能操之过急,以免使患者产生抑郁、失望等严重心理障碍。

(2)抑郁状态:脑卒中急性期过后,由于躯体残疾的挫折,对其后果的担心,不甘成为残疾者和依赖他人,工作和地位的丧失等都可造成患者的抑郁反应,表现为对异性兴趣减退、容易哭泣、经常责怪自己、感到孤独、前途无望等。对抑郁患者应利用各种方式促使患者倾诉及宣泄,具体的帮助患者解决实际问题,如争取家人探望、协调关系,多安排一些他们愿意做的事情,充分发挥他们的生活能力,如安排看电视、看报纸、听音乐等,摆脱疾病带来的困扰,帮助他们从心理上树立战胜疾病的信心。

(3)情感失控:由于感觉输入的异常和大部分皮质功能紊乱,伴有假性延髓性麻痹的脑卒中患者,情绪释放不受高级神经系统控制,造成患者情感失控,容易产生强制性哭笑。应在此基础上进行上述各种功能障碍的康复护理。

(4)心理康复护理:要鼓励患者积极治疗,对功能障碍要早期康复,防止误用综合征;还要教育患者认识到后遗症的康复是一个长期的过程,需进行维持性训练以防功能退步。对长期卧床的患者,要教会家属正确的护理方法,以防压疮、感染等并发症及失用综合征。

对于疾病早期表现出对疾病的不理解和否认的患者,在护理中应处处给予尊重和照顾,先将治疗的目的、意义、疗效和注意事项等告诉患者,并征求其意见,尊重和保护他们的自尊心,取得合作。使患者感受到在医院有安全感,有信心,避免使患者产生忧郁、失望等严重问题。

对性情急躁,情绪易波动的患者要积极地引导。这类患者情绪易受客观因素的影响,易产生波动、急躁,不利于控制病情。讲解脑血管病的发病机制,将哪些人易于发病、危险因子是什么、应如何预防等知识告诉患者,用科学的方法保护好自己的身体,引导其扩大自己的爱好面,陶冶情操,增添乐趣;消除心理压抑和急躁情绪,避免诱发本病的因素。

对于缺乏信心,疑虑重重的患者,应给予真诚的安慰和鼓励、这类患者对自己的病情缺乏了解,信心不足,又怕病后残疾无人照料,过度焦虑,破坏了心理平衡,使病情多次出现反复;通过康复健康教育,帮助患者认识和了解疾病发生、发展的因素,消除其紧张、焦虑情绪,运用医学知识,启发和指导其主动配合康复治疗。

对于抑郁型患者,应主动、热情地与他们接近,每天增加与患者的沟通时间。耐心地倾听他们讲述自己的生活挫折和精神创伤,并给予必要的安慰、开导和照顾,使患者感受到大家庭的温暖。

注意患者在不同时期的心理变化,有针对性地做好心理护理。偏瘫患者在发病初期由于偏瘫突然发生,坚持否认病情,情绪激动,急躁阶段康复的欲望极为强烈。对此期间的患者要给予安慰疏导,消除其急躁情绪,使其正视病情,积极配合训练。面对较长时间的康复治疗,肢体功能障碍仍未得到完全恢复,患者常感到悲观、失望、情绪低落,对预后缺乏信心,甚至不愿进行康复训练,对此期患者要因势利导,并让康复成功者现身说教,促使患者变悲观、失望为主观努力,树立战胜疾病的信心和勇气。

(三)常见并发症的康复护理

1.肩-手综合征

肩-手综合征多见于脑卒中发病后1～2个月内,偏瘫性肩痛是成年脑卒中患者最常见的并发症之一。表现为突然发生的手部肿痛,下垂时更明显,皮温增高,掌指关节、腕关节活动受限等症状。肩-手综合征应以预防为主,早发现,早治疗,特别是发病的前3个月内是治疗的最佳时期。

(1)预防措施:避免上肢手外伤(即使是小损伤)、疼痛、过度牵张、长时间垂悬,已有水肿者应尽量避免患手静脉输液。对严重的肩痛,应停止肩部和患侧上肢的运动治疗,并适当选用一些物理治疗。

(2)正确的肢体摆放:早期应保持正确的坐卧姿势,避免长时间手下垂。卧位时患肢抬高,坐位时把患侧上肢放在前面的小桌上或扶手椅的扶手上。在没有上述支撑物时,则应在患者双腿上放一枕头,将患侧上肢置于枕头上。

(3)患侧手水肿:护理人员可采用手指或末梢向心加压缠绕,用1～2 mm的长线,从远端到近端,先拇指,后其他四指,最后手掌、手背,直至腕关节上。此方法简单、安全、有效。

(4)冷疗:用湿润的毛巾包绕整个肩、肩胛和手指的掌面,每次10～15分钟,每天2次;也可以用9.4～11.1 ℃的冷水浸泡患手30分钟,每天1次,有解痉、消肿的效果。

(5)主被动运动:加强患臂被动和主动运动,以免发生手的挛缩和功能丧失。早期在上肢上举的情况下进行适度的关节活动;在软瘫期,护理人员可对患者做无痛范围内的肩关节被动运动。

2.压疮

防止压疮或减少其加重,对压疮易发生部位积极采取以下措施:①让患者躺在气垫床上,同时保持床单干燥、无皱褶,避免擦伤皮肤;②保护骨头凸起部、脚跟、臀部等易发生压疮的部位,避免受压;③麻痹的一侧不要压在下面,经常更换体位;④对身体不能活动的老人,每2小时要变换体位,搬动时要把其身体完全抬起来;⑤早期进行下肢、足踝部被动运动,预防下肢深静脉血栓形成。过去对长期卧床的脑卒中患者,凡受压部位变红,都采用按摩方法来防止压疮的发生。近年来认为此法不可取,因软组织受压变化是正常的保护反应称反应性充血,由于氧供应不足引起。解除压力后即在30～40分钟内褪色,不会使软组织损伤形成压疮,所以不需按摩。如果持续发红,则提示组织损失,此时按摩将致更严重的创伤。

3.失用综合征

失用综合征是在急性期时担心早期活动有危险而长期卧床,限制主动性活动的结果。限制活动使肌肉萎缩、骨质疏松、神经肌肉的反应性降低、心肺功能减退等,加之各种并发症的存在和反复,时间一久,形成严重的"失用状态"。应进行正确的康复护理和训练,尽早应用各种方法促进患侧肢体功能的恢复,利用健侧肢体带动患侧肢体进行自我康复训练,可防止或减缓健侧失用性肌萎缩的发生,还能促进患侧肢体康复。随着病情的改善,逐渐增大活动量,同时加强营养,可使肌萎缩逐渐减轻。

4.误用综合征

相当多的患者虽然认识到应该较早进行主动性训练,但由于缺乏正确的康复知识,一味地进行上肢的拉力、握力和下肢的直腿抬高训练,早早地架着患者下地"行走",或进行踏车训练下肢肌力,结果是加重了抗重力肌的痉挛,严重地影响了主动性运动向随意运动的发展,而使联合反应、共同运动、痉挛的运动模式强化和固定下来,于是形成了"误用状态",它是一种不正确的训练和护理所造成的医源性综合征。从脑卒中运动功能的恢复来看,康复训练应该循序渐进,以纠正错误的预防模式为主导。早期应以抗痉挛体位及抗痉挛模式进行康复护理和训练,促进分离运动(即支配能力)的恢复,而不是盲目进行肌力增强训练,才能早期预防误用综合征。

(四)护理不良事件的预防

1.跌倒的预防

进行跌倒的危险因素评估,提前与高危患者及其家属沟通。对意识不清、躁动不安的患者应使用约束带进行保护性约束,并向家属强调保护性约束的重要性。不可私自解开约束带,约束肢体应处于功能位,定时轮流松放。做好交接班,加强巡视,观察约束肢体的血液循环并记录。向患者及家属强调24小时留陪伴的重要性,强调患者不能单独活动和如厕。指导患者服用降压药、安眠药或感头晕时,应暂时卧床休息,避免下床活动致跌倒。改变体位动作应缓慢,告知患者穿防滑鞋,切勿打赤脚、穿硬底鞋,慎穿拖鞋。

2.环境安全

病房大小要考虑到轮椅活动的空间,不设门槛,地面防滑;病床应低于普通病床,并使用活动床栏,防止患者坠床;房间的布置应尽可能使患者能接受更多的刺激。床档位置要便于使所有活动(如护理、医师查房、探视等)都发生在患侧;重视患侧功能恢复,床头柜、电视机等应安置在患侧。浴室应有洗澡凳,墙上安置扶手,淋浴旁安装单手拧毛巾器;便器以坐式为宜,坐便器周围或坐便器上有扶手以方便和保护患者。

3.走失的预防

对于意识障碍、认知功能障碍的患者要提前与家属做好沟通,强调 24 小时留陪伴的重要性,患者不能离开陪伴的视线。外出检查时应专人陪同,尽量避免到人员杂乱的地方,快去快回。

(五)康复健康教育

(1)教育患者主动参与康复训练,并持之以恒。

(2)积极配合治疗原发疾病,如高血压、糖尿病、高脂血症、心血管疾病等。

(3)指导患者有规律地生活,合理饮食,睡眠充足,适当运动,劳逸结合,保持大便通畅,鼓励患者日常生活活动自理。

(4)指导患者修身养性,保持情绪稳定,避免不良情绪的刺激。学会辨别和调节自身不良习惯,培养兴趣爱好,如下棋、写字、绘画、晨晚锻炼、打太极拳等,唤起他们对生活的乐趣。增强个体耐受、应付和摆脱紧张处境的能力,有助于整体水平的提高。

(5)争取获得有效的社会支持系统,包括家庭、朋友、同事、单位等社会支持。通过健康教育,使患者对疾病康复有进一步认识,增强康复治疗信心,调动患者及家属的积极性,使患者在良好的精神状态下积极、主动接受治疗,并指导患者将日常生活活动能力贯穿生活中,使替代护理转为自我护理,提高患者的运动功能。使患者最大限度地恢复生活自理能力,降低致残率和复发率,提高生活质量,最大限度地回归家庭,重返社会。

第二节 帕金森病

帕金森病又称震颤麻痹,是一种老年人常见的运动障碍疾病,以黑质多巴胺能神经元变性缺失和路易小体形成为病理特征,临床表现为静止性震颤、运动迟缓、肌强直和姿势步态异常等。65 岁以上的老年人群患病率为 1 000/10 万,随年龄增高,男性多于女性。目前我国的帕金森病患者人数已超过 200 万。在鉴别诊断时需明确区分帕金森病、帕金森综合征、帕金森叠加综合征等疾病,在康复护理中它们具有相同的护理问题和干预措施。

一、康复评定

(一)主要功能障碍程度评定表

十个方面内容:①运动过缓;②震颤;③僵直;④姿势;⑤步态;⑥从椅子上起立;⑦用手写字;⑧言语;⑨面部表情;⑩日常生活活动能力。

帕金森病主要功能障碍程度评定表采用5级4分制评分,分值代表严重程度:0~2分,正常;3~10分,轻度功能障碍;11~20分,中度功能障碍;21~30分,重度功能障碍;31~40分,极重度功能障碍。

(二)辅助检查

(1)检测到脑脊液和尿中高香草酸含量。

(2)基因检测DNA印迹技术、聚合酶链反应、DNA序列分析。

(3)功能显像检测采用正电子发射体层成像或单光子发射计算机体层摄影与特定的放射性核素检测。

二、康复治疗

(一)药物治疗

药物治疗是主要的治疗手段,需要长期维持。药物治疗遵循的原则是从小剂量开始,缓慢递增,尽量以较小剂量取得较满意疗效。治疗方案个体化,根据患者年龄、病情等选药。

(二)外科治疗

目前常用的手术方法有苍白球、丘脑毁损术和深部脑刺激术。

(三)康复运动治疗

1.松弛和呼吸训练

"变得僵硬"是帕金森病患者心理紧张的主要原因,松弛和腹式呼吸训练有助于减轻症状。可先让患者宽衣,寻找安静的地方,放暗灯光,嘱患者身体处于尽可能舒服的体位,闭上眼睛,随后开始深而缓慢的呼吸,并将注意力集中在呼吸上。上腹部在吸气时鼓起,呼气时放松,经鼻吸气,用口呼气,训练5~15分钟。

2.平衡功能训练

坐位和站立位进行较慢的重心转移训练,提高患者机体的稳定性。患者身体站直,两足分开25~30 cm,向左、右、后移动重心取物,或坐位向前、左、右捡物,以训练患者的平衡功能。

3.步态训练

训练时患者身体站直,两眼向前看,起步时足尖要尽量抬高;先脚跟着地,再脚尖着地,跨步要慢而大,在行走时两上肢做前后摆动。同时进行上下楼梯训练。患者起步和过门槛时容易出现肢体的"僵冻状态",要先将足跟着地,待全身直立,获得平衡后再开始步行;原地踏步几次可帮助冻结足融解。

4.关节及肢体功能训练

加强患者的肌肉伸展活动范围,牵引缩短或僵直的肌肉,增加关节功能稳定性。一天 3～5 次,每次 15～30 分钟,尽量保持关节的运动幅度。

5.手部精细动作训练

主要指导患者进行手的技巧性和四肢的精细性协调训练。将两手心放在桌面上,做手指分开和合并动作 10～20 次;同时左、右手做指屈伸动作及握掌和屈伸动作。

(四)日常生活功能训练

日常生活能力训练能促进随意、协调、分离的正常运动模式的建立,为整体功能恢复训练创造有利条件。主要训练手的功能和日常生活能力,如通过指导如何自行进食,穿脱衣服,处理个人卫生,自解大小便,完成入浴等,以加强上肢活动及上下肢配合训练,不断提高生活自理能力,提高生活质量。

(五)语言训练

50％的帕金森病患者有语言障碍,说话声音单调、低沉,有时口吃。训练包括音量、音调、发音和语速等内容。患者训练时心情应放松,闭目站立,发音应尽量拉长,并反复训练。平时积极参与人与人之间的语言交流。

三、康复护理

(一)日常康复护理

1.饮食护理

根据患者的年龄和活动量予以足够的热量并评估患者的营养状况,根据口味需要,提供营养丰富的食物,原则上以高维生素、低脂、适量优质蛋白、易消化饮食为宜。多吃谷类和蔬菜瓜果,以促进肠蠕动,防止便秘。

(1)钙是骨骼构成的重要元素,因此对于容易发生骨质疏松和骨折的老年帕金森病患者来讲,每天晚上睡前喝一杯牛奶或酸奶是补充身体钙质的极好方法。

(2)蚕豆中含天然的左旋多巴,在帕金森病患者的饮食中加入蚕豆,能使患者体内左旋多巴和卡比多巴复合的释放时间延长。

(3)限制蛋白质的摄入,每天摄入大约 50 g 的肉类,选择精瘦的畜肉、禽肉或鱼肉。一只鸡蛋所含的蛋白质相当于 25 g 精瘦肉类。为了使半天的药效更佳,也可尝试一天中只在晚餐安排蛋白质丰富食物。

(4)不吃肥肉、荤油和动物内脏,有助于防止由于饱和脂肪和胆固醇摄入过多给身体带来的不良影响。饮食中过高的脂肪也会延迟左旋多巴药物的吸收,影响药效。

(5)偶有呛咳者可在护士指导下正常进食;对于频繁发生呛咳者,应指导患者进食时取坐位或半坐卧位,头稍向前倾;对于卧床患者,进食时应抬高床头不低于 45°,以利于下咽,减少误吸。指导患者家属正确协助患者进食,当患者发生呛咳时应暂停进食,待呼吸完全平稳再喂食物;对频繁呛咳严重者应暂停进食,必要时予以鼻饲。

2.用药护理

对老年人给予明确用药指导是预防药物不良反应最有效的方法之一。遵医嘱及时调整药物剂量和用药时间,空腹用药效果比较好。如多巴丝肼应在餐前 30 分钟或餐后 45 分钟服用。告知患者的服药配伍禁忌,如单用左旋多巴时禁止与维生素 B_6 同时服用。苯海索使老年患者易产生幻听、幻视等精神症状,以及便秘、尿潴留等,应及时发现药物不良反应。抗抑郁药,尤其是5-羟色胺再摄取抑制剂,由于起效作用慢,应督促患者坚持按时、按量服用。

3.日常活动能力训练康复护理

室内光线要充足,地面要平坦。病房内尽可能减少障碍物,病床加用防护栏,以防坠床。嘱患者穿防滑拖鞋,卫生间要有扶手,以防跌倒。指导患者衣物尽可能选用按扣、拉链、自粘胶式以代替纽扣,以便于穿脱。裤子与鞋要合身,不能过于肥大,以免自己踩踏导致摔伤。起床或躺下时应扶床沿,动作缓慢进行,避免直立性低血压的发生。患者在外出活动或做检查时应有专人陪护。

4.语言功能训练康复护理

因肌肉协调能力异常,导致语言交流能力障碍。护士要多从营造良好语言氛围入手,让患者多说话、多交流、多阅读,沟通时给患者足够时间表达,训练中注意患者的发音力度、音量、语速频率,鼓励患者坚持连续不间断的训练,减缓病情发展。

5.二便护理

因老年人特点及治疗用药可能产生的不良反应,多数患者伴有不同程度的便秘。对便秘患者,应多摄取粗纤维食物、蔬菜、水果等,可多饮蜂蜜、麻油,以软化食物残渣。可配以效果好、不良反应小的内服及外用药物,如冲饮适量番泻叶、排便前外用开塞露等促进排便。小便困难者可按摩膀胱、听流水声刺激排尿,必要时可导尿,总之以效果最好、不良反应最小的能持久使用的方法,减少患者痛苦,维护其正常排二便的功能。

(二)运动功能训练康复护理

帕金森病患者在用药物治疗的同时配合正规、系统且有针对性的康复训练是一种既安全可靠又有明显疗效的方法。运动功能训练根据患者的震颤、肌强直、肢体运动减少、体位不稳的程度,尽量鼓励患者自行进食穿衣、锻炼和提高平衡协调能力的技巧,做力所能及的事情,减少依赖性,增强主动运动。随着病情发展,针对每个患者情况注意以下几个方面训练。

1.步态练习

肌肉持续的紧张度致患者肢体乏力,行走不自如,重心丧失,步态障碍。加强患者行走步伐的协调训练。①原地反复起立;②原地站立高抬腿踏步,下蹲练习;③双眼平视,合节拍地行走。患者如有碎步时,可穿摩擦力大的胶底鞋防滑倒。有前冲步时,避免穿坡跟鞋,尽量持手杖协助控制前冲,维持平衡等。

2.面部训练

鼓励患者做鼓腮、噘嘴、龇牙、伸舌、吹气等训练,以改善其面部表情和吞咽困难现象,协调发音,保持呼吸平稳顺畅。

3.基本动作及运动功能训练

(1)上、下肢的前屈、后伸、内旋、外展,起立下蹲。

(2)肩部内收、外展及扩胸运动,腰部的前屈,后仰,左、右侧弯及轻度旋转等。

(3)在有保护的前提下适当运动,进行一些简单的器械运动项目,有助于维持全身运动的协调。

4.功能锻炼注意事项

功能锻炼越早越好,要按照康复治疗方案执行;运动时间及运动量应因人而异,渐渐地增加运动强度;不宜采取剧烈活动,做到劳逸结合,从一项训练过渡到另一项训练应缓慢进行,避免"跳跃式"运动;运动时动作要轻柔、缓慢,注意安全,避免碰伤、摔伤等事故发生。后期患者没有自主运动能力时,可依靠家属帮助进行被动运动,以尽早恢复一定的自主运动。康复锻炼应循序渐进,及时表扬、鼓励;康复效果不要急于求成,以免产生失望、抑郁心理。

(三)预防并发症

帕金森病是一种慢性进展性变性疾病,疾病晚期由于严重肌强直、全身僵硬终致卧床不起。本病本身并不危及生命,肺炎、骨折等各种并发症是常见死因。因此,做好基础护理工作,积极预防并发症不容忽视。①本病老年患者居多,免疫功能低下,对环境适应能力差。护理工作者应注意保持病室的整洁、通风,注意病室空调温度调节适度。天气变化时,嘱患者增减衣服,以免受凉、感冒,加重病情。②对于晚期的卧床患者,要按时翻身,做好皮肤护理,防止尿便浸渍和压疮的发生。③被动活动肢体,加强肌肉、关节按摩,对防止和延缓骨关节的并发症有意义。④翻身时,应注意有无皮肤压伤,并防止皮肤擦伤。⑤坠积性肺炎、泌尿系统感染是最常见的并发症,因此要定时给患者翻身、叩背,鼓励咳痰,预防肺部感染;鼓励患者多饮水,以稀释尿液,预防尿路感染。

(四)心理康复护理

患者虽然有运动功能障碍,但意识清楚,更需要他人的尊重、友爱,害怕受到歧视。抑郁在帕金森病患者中常见,约有 1/2 的患者受此困扰,部分患者以抑郁为首发症。患者对疾病会产生较大的心理压力,为自己躯体的康复、功能的恢复、病后给家庭造成的负担和社会生活能力等问题而担忧。在康复锻炼的同时,更应强化心理护理,解决患者的心理问题,只有身心结合的护理才能体现整体护理。早期心理护理配合康复训练,能提高患者的日常生活能力,减少患者对家庭和社会的依赖,减轻患者的心理负担,因而能使患者有足够的信心和勇气面对疾病带来的急性应激。

(1)收入院的患者:对收入院的患者在入院时即给予心理护理,向患者介绍医院环境,科室主要负责人、主管医师和护士,通过与患者交谈,收集患者的资料,了解患者的需要,对患者的心理状况做出评估,并使患者从陌生的环境中解脱出来,以良好的心境接受治疗。

(2)介绍:根据患者的心理状况,向患者及家属介绍发病的原因、治疗过程、治疗前景、服药注意事项。

(3)建立良好的护患关系:良好的护患关系是实施心理护理的基础,并能充分调动患者自身的积极性,提高自我认知能力,参与到自我护理中来,消除对疾病的过度注意和恐惧感。耐心倾听患者的叙述,诚恳、礼貌地对待患者。此时要充分理解患者的心理感受,允许患者情感的发泄和表现,给予适度的劝说和安慰。

(4)为患者营造一个温馨的治疗和心理环境:主动与患者交谈,谈话中注意非语言沟通的技巧,如抚摸、握手、点头,使患者感到亲切安全,心情放松。

(5)组织患者参加集体活动:安排病情稳定、康复成功的患者介绍成功经验,增强进一步治疗的信心;选择适合患者的读物,以改善其在治疗之余的心理状态。

(6)生活自理能力训练:患者肌强直好转、肌张力正常时,逐步训练其穿衣、如厕、进食等自理能力,鼓励患者完成力所能及的事情。满足患者自尊的心理需要,提高自信心。

(五)康复健康教育

(1)认识与配合:让患者对自己的病情有正确的认识,减缓病情进展,让患者充分认识到康复的作用。向患者和家属介绍主要的治疗措施及方法并取得配合。指导患者注意锻炼的强度,从小到大,循序渐进,持之以恒,并根据患者的体力进行调整。

(2)用药指导以及饮食指导:指导患者按时按量正确服药,不可随意增量、减量、停药,戒烟忌酒,满足患者糖、蛋白质需要,少食动物脂肪,适量食用海鲜类食物,多食蔬菜、水果,多饮水保持大便通畅。

(3)避免精神紧张和过度劳累:树立正确的生活态度,以积极乐观的情绪对待生活。当患者出现对事物不感兴趣、自我评价过低、绝望感时,给予积极的关注和关爱,一起与患者分析出现的不适,指导患者重视自己的优点和成就,对所取得的点滴成绩给予肯定和鼓励。应协同家属一起做好患者的工作,讲解病情的发展、预后并使患者保持稳定的情绪,对疾病康复具有重要意义。

(4)睡眠指导:由于帕金森病患者常有自主神经功能性紊乱,并伴有不同程度的睡眠障碍。所以护士要协助患者及家属创造良好的睡眠环境及条件。首先建立比较规律的活动和休息时间表,避免睡前兴奋性运动、吸烟、进食油腻食物以及含有咖啡因的饮品和药物。建议采用促进睡眠的措施,如睡前排尽大小便、睡前洗热水澡或泡脚、睡前喝适量热牛奶等。

第八章 中医科护理

第一节 感 冒

感冒是人体感受外邪引起的一种病证,以头痛、鼻塞、流涕、咳嗽、恶寒、发热、全身不适等为主要临床表现。本病四季皆可发生,尤以春、冬多见。如在一个时期内广泛流行,证候重且多相类似者,称为时行感冒。西医学的上呼吸道感染、流行性感冒可参本证辨证施护。

一、病因病机

(一)六淫

"风为百病之长",因而外感为病以风为先导,风邪常夹其他病邪(如寒、湿、热、暑等)伤人。

(二)时行病毒

主要是指具有传染性的时行疫邪病毒侵袭人体而致病,多由四时不正之气、天时疫疬之气流行而造成。其致病特点为发病快,病情重,有广泛的流行性,且不限于季节性,而六淫又易夹时行病毒伤人。

感冒主要是风邪兼夹时令之气侵袭人体,至于感邪后是否发病,又和机体正气的强弱有着密切的关系。其病机关键在于邪犯肺卫,卫表失和。

二、辨证施护

(一)风寒感冒

1.主症

恶寒重,发热轻,无汗,头身疼痛,鼻塞流清涕,或见咳嗽,痰稀薄色白,舌苔薄白而润,脉浮或浮紧。

2.调护方法

辛温解表,宣肺散寒。

(1)药物调护:选用荆防败毒散加减,汤药宜热服,药后稍加衣被,避风,多饮热水或热粥助其发汗。

(2)针灸调护:取印堂、迎香、太阳、风池、大椎、列缺、合谷穴,毫针刺以泻法。

(3)推拿调护:用按揉法在风府、风门两穴重点操作,每穴2分钟,使背部有轻松感为度;患者取俯卧位,术者位于患者右侧,用推法沿足太阳膀胱经经背部两条侧线,操作3～5分钟,以透热为度。

(二)风热感冒

1.主症

发热重,恶寒轻,有汗,头痛,咳嗽痰黄,咽喉红肿疼痛,鼻塞,流黄浊涕,口渴欲饮,舌苔薄白或微黄,脉浮数。

2.调护方法

辛凉解表,宣肺清热。

(1)药物调护:选用银翘散加减,汤药宜轻煎温服。

(2)针灸调护:取风池、大椎、曲池、外关、合谷穴,毫针刺以泻法。

(3)推拿调护:坐位,医者用一指禅推法沿督脉循行自印堂推至上星,反复操作5分钟;用按揉法在百会、曲池穴操作1～2分钟。

(4)饮食调护:饮食宜清淡、凉润,多饮水,多食用新鲜蔬菜、水果,忌辛辣、油腻之品,可用薄荷茶、菊花茶、绿豆汤、西瓜汁等清凉解热。

(三)暑湿感冒

1.主症

发热,微恶寒,无汗或少汗,肢体酸重或疼痛,头昏重胀痛,鼻塞流涕,胸闷泛恶,小便短赤,舌苔薄黄而腻,脉濡数。多见于夏季。

2.调护方法

祛暑解表,清热化湿。

(1)药物调护:选用新加香薷饮加减,汤药宜温服。

(2)针灸调护:取孔最、合谷、中脘、足三里穴,毫针刺以泻法。

(3)推拿调护:按揉法在心俞、脾俞、胃俞穴操作2分钟;摩揉腹部5分钟,拿三阴交1～2分钟。

（4）饮食调护：饮食宜清淡、易消化，少食多餐，多食清热化湿解暑之品，如绿豆粥、薏苡仁粥等，或藿香、佩兰煎水代茶饮，避免过食生冷、油腻和甜品。

（四）气虚感冒

1.主症

恶寒较甚，发热，肢体倦怠乏力，咳嗽，咯痰清稀，舌淡苔白，脉浮而无力。

2.调护方法

益气解表，理气化痰。

（1）药物调护：选用参苏饮加减，汤药宜热服。

（2）针灸调护：取风池、列缺、曲池、天枢、气海、足三里穴，毫针刺以补法。

（3）推拿调护：在肾俞、命门、足三里穴处按揉，每穴 2 分钟；重按合谷、太阳、肺俞，捶打足三里。

（4）饮食调护：宜选用温性食物，如山药粥等。

三、预防与调养

（1）加强锻炼，增强体质，注意卫生，起居有常，饮食有节。

（2）注意四时变化，冬春季节防寒保暖，随时增减衣服，避免外感。

（3）感冒流行季节，减少人群活动，室内保持空气新鲜，防止交叉感染。

（4）感冒流行季节，可预防性服药，如板蓝根冲剂，或大青叶、金银花等药物煎汤代茶。

（5）易患感冒者，可坚持按摩印堂、太阳、迎香、风池等穴。

第二节　咳　　嗽

咳嗽是指肺气上逆作声，咯吐痰液。有声无痰谓之咳，有痰无声谓之嗽，一般多为痰声并见，故以咳嗽并称，为肺系疾病的主要证候之一。

咳嗽既是具有独立性的证候，又是肺系多种疾病的一个症状，本节讨论范围，重点在于以咳嗽为主要表现的病证，其他疾病兼见咳嗽的，可与本节联系互参。如西医学中的上呼吸道感染、急慢性支气管炎、肺炎、肺结核等疾病，均可参本证辨证施护。而久咳致喘，表现肺气虚寒或寒饮伏肺等证者，当参阅"喘证"。

一、病因病机

咳嗽分为外感和内伤两大类。外感咳嗽多因卫外功能减退或天气冷热失常,致使六淫外邪乘虚侵袭肺系;内伤咳嗽为脏腑功能失调,内邪干肺所致,又可分为肺脏自病和他脏及肺。以上因素均可引起肺失宣肃,肺气上逆而作咳。咳嗽是内、外病邪犯肺,肺脏为了祛邪外达所产生的一种病理反应。

二、辨证施护

首辨外感与内伤,外感者宜宣肺散邪,内伤者宜依病证虚实,随其所在而调之。

(一)风寒袭肺

1.主症

咳嗽声重,痰白稀薄,常伴鼻塞流清涕,头痛身楚,恶寒,发热,舌苔薄白,脉浮或浮紧。

2.调护方法

疏风散寒,宣肺止咳。

(1)药物调护:选用三拗汤合止嗽散加减,宜热服,药后饮热稀粥并盖被,以助邪外出,并注意血压变化。咳嗽剧烈时,可选用通宣理肺丸、急支糖浆等。

(2)针灸调护:针刺肺俞、合谷、列缺、风府、外关穴。鼻塞声重者加迎香,头痛者加头维、太阳、印堂等,发热、恶寒者加大椎。均用毫针刺以泻法。

(3)推拿调护:用拇指点按风池、风府两穴,每穴操作2~3分钟,以局部酸胀向周围扩散为宜;擦背部膀胱经,以透热为度;拿肩井3分钟,使头部、胸部有轻快感觉为宜。

(4)饮食调护:饮食宜辛温、清淡,多食葱白、芫荽、生姜、蒜等;忌食生冷、油腻、厚味、酸味食品。可用白萝卜1个切片,甜杏仁10 g(去皮尖)捣碎,冰糖30 g,共同蒸熟热服,连用7天。

(5)生活调护:室内保持空气清新、温暖,避免刺激性气体,戒烟,注意天气变化,及时增加衣被。

(二)风热犯肺

1.主症

咳嗽气粗,痰黄而稠,咯痰不爽,口渴咽干,常伴发热恶风、头痛汗出、舌苔薄黄,脉浮数。

2.调护方法

疏风清热,宣肺止咳。

(1)药物调护:选用桑菊饮加减,汤药宜轻煎温服。咳嗽剧烈时,选用急支糖浆、止咳枇杷露、鲜竹沥液等。川贝母 10 g,梨一个,煮水顿服。

(2)针灸调护:选取肺俞、大椎、尺泽、曲池、列缺、合谷等穴,鼻塞者加迎香,用泻法,或点刺曲池、合谷出血。

(3)推拿调护:用手掌小鱼际推、搓大椎、肺俞及背部压痛点各 3 分钟;用按揉法在曲池、合谷两穴操作 3 分钟,使感应扩散到整个上肢。拿肩井 2 分钟。

(4)饮食调护:饮食宜清淡可口,多食梨、枇杷、萝卜、海蜇、荸荠等,忌食辛辣、香燥、肥腻等食品。可食枇杷叶粥(鲜枇杷叶 15 g,粳米适量,煮粥服食)。或用川贝母 10 g,梨 1 个,煮水顿服。

(5)生活调护:保持室内空气清新,温、湿度适宜。恶风时应避免直接吹风,发热者卧床休息,衣被适中。

(6)对症调护:痰稠不易咯出,可用远志、金银花、桔梗各 3 g,煎水,做雾化吸入,使痰液稀释,以利于排出,或用竹沥水。

(三)痰湿蕴肺

1.主症

咳嗽反复发作,痰多色白稠厚而黏,容易咯出,胸脘满闷,时有呕恶,纳呆,体倦,舌苔白腻,脉濡滑。

2.调护方法

燥湿化痰,理气止咳。

(1)药物调护:调护选用二陈汤合三子养亲汤加减,宜饭后温服。痰多不宜咳出者,可用蛇胆陈皮口服液或蛇胆川贝口服液,亦可药物雾化吸入。症状缓解后服用六君子汤扶正固本。

(2)针灸调护:取肺俞、太渊、脾俞、太白、章门、丰隆、合谷等穴,平补平泻刺法,加灸法。

(3)推拿调护:重点在手三里、丰隆两穴按揉,每穴 3 分钟;用推、抹法施术于前胸与胁肋部2~3分钟,然后在章门穴按揉 2 分钟,以呼吸道通畅、咳出黏痰为度。

(4)饮食调护:饮食宜清淡、易消化,常食山药、茯苓、柑橘、薏苡仁、枇杷、白萝卜、白扁豆等;忌食辛辣、生冷、肥甘食品,禁烟酒。可食薏苡仁粥、山药粥、橘红粥、苏子粥(薏苡仁 30 g,或山药 30 g,或橘皮 15 g,或苏子 15 g,粳米适量,煮粥食用)等以健脾化痰。

(5)生活调护:避免受凉,劳逸结合,注意休息;室内空气清新,湿度应略低;患者侧卧,定时更换体位,以利于痰液排出;若痰多而无力咯吐者,可拍其背部,以助排痰。

(6)情志调护:内伤咳嗽,反复发作,应及时做好患者的解释开导工作,解除顾虑,树立信心,配合治疗。

(四)痰热壅肺

1.主症

咳嗽气促,甚则胸胁满痛,痰黄黏稠质厚,咯吐不爽;或面赤身热,口干喜饮,便秘溲赤,舌红苔黄,脉滑数。

2.调护方法

清热化痰宣肺。

(1)药物调护:选用清金化痰汤,宜饭后稍凉服。痰多黄稠可用竹沥水、川贝粉以化痰清热;亦可选用橘红丸或蛇胆川贝液。

(2)针灸调护:针肺俞、尺泽、大椎、曲池、鱼际、合谷等穴,用泻法。

(3)推拿调护:用一指禅推法在天柱、肩井穴处操作各1分钟;重按太冲、行间、三阴交,使酸胀感沿经脉向上扩散。

(4)饮食调护:饮食宜清淡、凉润,多食枇杷、梨、荸荠、香蕉、马齿苋、薏苡仁、紫菜、番木瓜、蕨菜等以清热止咳;忌食辛辣、香燥食品。可食鲜芦根粥(鲜芦根30 g,粳米适量,煮粥服食),或用川贝母10 g。

(5)生活调护:保持室内空气清新,温度宜偏低。

(五)燥邪犯肺

1.主症

干咳无痰或痰少而黏,不易咯出,咳甚则胸痛,鼻燥咽干;初期或伴恶寒发热,头痛肢楚,舌尖红,苔薄黄而干,脉浮数。

2.调护方法

温燥伤肺者,清宣燥热,润肺止咳;凉燥犯肺,疏风散寒,润肺止咳。

(1)药物调护:温燥伤肺者选用桑杏汤加减,凉燥犯肺者选用杏苏散合止嗽散加减。汤药宜轻煎,小量多次服用。痰不易排出者可用竹沥水或杏苏止咳糖浆。

(2)针灸调护:选取肺俞、孔最、鱼际、复溜、照海等穴,用泻法。

(3)推拿调护:同"风热犯肺"。

(4)饮食调护:饮食宜清凉滋润,多食藕、梨、蜂蜜、西瓜、罗汉果、菠菜等;忌食辛辣、温燥品,禁烟酒。可用川贝母 10 g、桑叶 3 g、冰糖 15 g,共为细末,开水冲服。

(5)生活调护:居处温度宜偏低,湿度略高;注意卧床休息,避免劳累,适当进行户外活动;注意多饮水。

(六)肝火犯肺

1.主症

气逆咳嗽阵作,痰少质黏,咯吐不利,胸胁胀痛,咳则引痛,面红目赤,烦热口干,舌质红,苔薄黄少津,脉弦数。

2.调护方法

泻肝清肺,化痰止咳。

(1)药物调护:选用黛蛤散合泻白散加减。

(2)针灸调护:选取肺俞、肝俞、经渠、太冲等穴,用泻法。

(3)推拿调护:同"痰热犯肺"。

(4)饮食调护:饮食宜清凉疏利,多食梨、荸荠、柑橘、萝卜、海蜇、芹菜等;忌食辛辣食品,禁烟酒,可常饮菊花茶。

(5)情志调护:多安慰患者,稳定情绪,或转移注意力,避免不良因素刺激,防止情绪波动加重病情。

(七)肺阴亏虚

1.主症

干咳无痰,痰少而黏,或痰中带血,喉痒声哑,潮热,颧红,盗汗,消瘦。神疲,舌红,少苔,脉细数。

2.调护方法

养阴清热,润肺止咳。

(1)药物调护:选用沙参麦冬汤加减,宜饭前稍凉服。亦可选用养阴清肺膏或止咳枇杷露。

(2)针灸调护:针肺俞、膏肓俞、太溪、三阴交、足三里、阴郄等穴,用补法。

(3)推拿调护:同"风热犯肺"。

(4)饮食调护:饮食宜滋补肺阴,常食梨、枇杷、桑葚、蜂蜜、百合、甲鱼、芝麻、银耳、芒果、罗汉果等;忌食辛辣、香燥食品,禁烟酒。可食沙参山药粥(沙参30 g,

山药60 g,粳米适量,煮粥服食);糯米阿胶粥(阿胶10 g烊化后加入糯米粥1碗,服食);或用沙参、麦冬煎水代茶饮。

(5)生活调护:注意卧床休息,避免劳累。适当进行户外活动,保持室内空气清新,居处温度宜偏低,湿度略高。

(6)情志调护:痰中带血或咯血时,应安定患者情绪,避免紧张。

三、预防与调养

(1)顺应四时气候变化,随时增减衣服,注意保暖,避免外邪侵袭。

(2)若已有感冒迹象者,可服用姜糖水或解表药以驱邪外出。

(3)锻炼身体,增强体质,配合气功或呼吸操等,以逐渐增强正气,增强抗御外邪的能力。

(4)戒烟,忌食辛辣油腻之品。

(5)养成良好的卫生习惯,咳嗽、打喷嚏时用纸巾遮挡,不随地吐痰。

第三节　胃　　痛

胃痛又称胃脘痛,是以上腹部近心窝处经常发生疼痛为主症。胃主受纳,腐熟水谷,胃气宜降,以和为顺。如寒邪内客于胃、饮食不节伤胃、肝气横逆犯胃或脾胃自身虚弱,均可致胃气郁滞,失于和降而引起疼痛。胃痛是临床常见的一个症状,多见于西医的急慢性胃炎、胃与十二指肠溃疡、胃神经官能症等胃部疾病,也可见于其他消化系统疾病,如胰腺炎、胆囊炎、胆石症等,凡此皆可参照本证辨证施护。

一、病因病机

(一)寒邪犯胃

外感寒邪,内客于胃,胃气郁滞,不通则痛。

(二)饮食伤胃

饮食不节,损伤脾胃,胃失和降而发生胃痛。

(三)情志不畅

郁怒伤肝,肝气犯胃,致胃失和降而发生胃痛。或气滞日久,气滞血瘀或气郁化火,耗伤胃阴,使胃络失养,而致胃痛。

(四)脾胃虚弱

素体脾胃虚弱,或劳倦太过,或久病伤及脾胃,中焦虚寒,中阳不振,胃失温养而作痛。

二、辨证施护

(一)寒邪客胃

1.主症

胃痛暴作,恶寒喜暖,得温痛减,遇寒痛剧,口淡不渴,或喜热饮,苔薄白,脉弦紧。

2.调护方法

温中散寒止痛。

(1)药物调护:良附丸加减,汤剂宜饭前热服;亦可将白胡椒、肉桂各 6 g,共捣为丸,如梧桐子大,每服 5 粒。

(2)针灸调护:取上脘、中脘、梁门、足三里、内关穴,毫针刺以泻法。可艾灸中脘、足三里穴,或盐炒热后熨推胃脘部;亦可运用温热疗法,如拔火罐、药熨、熏蒸;局部作热敷或艾灸中脘、足三里等穴。

(3)推拿调护:按摩中脘、气海、天枢、足三里、肝俞、脾俞、胃俞穴;抹腹部自剑突下至脐下,摩腹;一指禅推上脘、中脘、天枢、气海,摩全腹;按揉足三里穴。

(4)饮食调护:以清淡、温热、易消化为原则,宜用姜、葱、芥末、胡椒、大蒜等性温热的食物作调料;忌食生冷和油腻之品。可常用高良姜粥;亦可热服生姜红糖汤或温黄酒一杯,顿服,温中散寒止痛。

(5)生活调护:慎风寒,免劳累。

(二)饮食停滞

1.主症

胃痛胀满拒按,厌食,嗳腐吞酸,呕吐不消化食物,吐后痛减,大便不爽,舌苔厚腻,脉滑。

2.调护方法

消食导滞,和胃止痛。

(1)药物调护:选用山楂丸或保和丸加减。

(2)针灸调护:取中脘、下脘、梁门、足三里、内关、天枢穴,毫针刺以泻法。

(3)推拿调护:按摩中脘、气海、天枢、足三里、肝俞、脾俞、胃俞穴,顺时针方向摩腹。

(4)饮食调护:适当控制饮食,或给予清淡、易消化的流食,半流食;忌煎炸、油腻、厚味、辛辣刺激食品,适当控制饮食,病重者禁食6~12小时,待缓解后给予素食;养成定时、定量的习惯。也可用神曲30 g煎取药汁,加入100 g粳米煮粥服食;或炒莱菔子10 g,与粳米同煮粥,连服1~2天;或用山楂、麦芽、萝卜煎汤饮用;为了保持大便通畅,亦可用番泻叶泡水代茶饮或焦米锅巴汤代茶饮。

(5)生活调护:生活起居有规律,保持大便通畅;可试用探吐法,使患者将积食吐出,胃痛有可能缓解。

(三)肝气犯胃

1.主症

胃脘胀满,通连两胁,胸闷,暖气,善叹息,矢气则舒,常伴吞酸,呕吐,大便不畅,舌苔薄白,脉弦。

2.调护方法

疏肝理气,和胃止痛。

(1)药物调护:柴胡疏肝散加减,以及舒肝丸或胃苏冲剂,宜餐后半小时温服。疼痛发作时,可用木香粉1.5 g,元胡粉1 g调服。

(2)针灸调护:取中脘、章门、太冲、行间、天枢、足三里、脾俞、胃俞、肝俞、膻中、期门穴,毫针刺以泻法。

(3)推拿调护:抹腹部自剑突下至脐下,摩腹;一指禅推上脘、中脘、天枢、章门、期门穴,摩全腹;按揉肝俞、胆俞、足三里穴。

(4)饮食调护:少食生冷、甜黏食品,可食用大蒜、韭菜、香菇、萝卜、芫荽、洋葱、薤白、柑橘等行气开胃之品;忌食土豆、南瓜、红薯等食品,禁酒。可用玫瑰花茶(玫瑰花6 g,佛手10 g,泡水代茶饮);橙皮、生姜各10 g,水煎服,1~2次/天,7天为1个疗程。情志调护:及时做好心理疏导,消除郁怒烦恼,避免不良情绪刺激,保持情绪稳定、愉快,积极配合治疗。

(四)肝胃郁热

1.主症

胃脘灼热,痛势急迫,烦躁易怒,泛酸嘈杂,口干口苦,舌红苔黄,脉弦或数。

2.调护方法

疏肝泻热和胃。

（1）药物调护：化肝煎加减。

（2）针灸调护：一般治疗同"肝气犯胃"。痛甚可针刺中脘、合谷、内关穴止痛。禁用温热疗法。

（3）推拿调护：同"肝气犯胃"。

（4）饮食调护：多给予疏肝泻热之品，如绿豆汤、荷叶粥。疼痛发作时，宜少食多餐；忌辛辣烟酒、烤熏甜腻之品。

（5）生活调护：注意口腔卫生，胃酸过多者，用淡盐水漱口。

（6）情志调护：恼怒抑郁是导致疼痛的重要原因，故应避免各种不良情志刺激。

（五）瘀血停滞

1.主症

胃脘疼痛，如锥刺刀割，痛有定处而拒按，或有呕血，黑便，舌质紫暗有瘀斑，脉弦涩。

2.调护方法

活血化瘀，理气止痛。

（1）药物调护：选用失笑散合丹参饮加减，宜饭前温服。亦可用元胡止痛片或胃复春；桃仁、五灵脂各等份，为细末醋糊为丸，如梧桐子大，每服20丸，2次/天；或以阿胶10 g烊化，加入三七粉0.5 g温开水送服，2次/天。吐血、便黑者可选用三七片或血竭胶囊。

（2）针灸调护：取中脘、天枢、气海、膈俞、血海、内关、足三里穴，痛甚者加梁丘穴，毫针刺以泻法。

（3）推拿调护：按摩中脘、气海、天枢、足三里、肝俞、脾俞、胃俞穴。

（4）饮食调护：饮食应细、软、烂，以流质或半流质饮食，少量多餐；忌炙烤煎炸、坚硬食品，禁酒；吐血、便血者应暂禁食。可用三七粉1 g，白及粉1.5 g，温开水送服，每天2次；鲜藕汁一小杯煮沸，加入生鸡蛋1个、三七粉1 g。

（5）生活调护：环境安静，注意保暖，严密观察出血征兆，出血时应观察出血量、色及胃痛的性质。

（6）情志调护：对因出血而情绪紧张者，应及时做好解释工作，保持情绪稳定，积极配合治疗。

（六）胃阴亏虚

1.主症

胃脘灼痛，饥不欲食，口燥咽干，五心烦热，消瘦乏力，大便秘结，舌红少津或剥脱无苔,脉细数。

2.调护方法

养阴清热,和胃止痛。

(1)药物调护:选用一贯煎合芍药甘草汤加减,汤药饭前温服。

(2)针灸调护:取中脘、内关、足三里、三阴交、太溪穴,毫针刺以补法。

(3)推拿调护:抹腹部自剑突下至脐下,摩腹;一指禅推上脘、中脘、天枢、气海、关元穴,摩全腹;按揉肾俞、脾俞、足三里穴。

(4)饮食调护:多食润燥、生津之品,如西瓜、雪梨、莲藕、荸荠、甘蔗、菠萝、百合、银耳、甲鱼、花生、杨梅、柿子、番茄、蜂蜜等;忌辛辣、煎炸、烟酒、浓茶及咖啡类刺激之品。可常服八宝粥,多饮水或果汁;或用石斛、麦冬适量煎汤代茶饮。便秘者,每天早晚食蜂蜜一汤匙,或番泻叶通便;胃酸缺乏,可饭后吃山楂、话梅、乌梅汤等酸甘助阴。

(5)生活调护:室内宜偏凉润、向阴、清净,适当休息,减少活动,不宜作热敷或药熨等温热疗法。

(6)情志调护:消除恐惧心理,积极配合治疗。

(七)脾胃虚寒

1.主症

胃痛隐隐,喜暖喜按,空腹痛甚,得食痛减,遇寒发作或疼痛加重,泛吐清水,神疲纳差,四肢欠温,大便溏薄,舌淡,苔白,脉细弱或沉迟。

2.调护方法

温胃散寒,健脾止痛。

(1)药物调护:选用黄芪建中汤加减:附子理中丸或香砂养胃丸,汤药温服。或以干姜10 g,砂仁10 g,水煎服,亦可用饴糖1～2匙,温水化服,3次/天。服药后宜进热粥、热饮,以助药力。疼痛时饮生姜红糖汤可温胃止痛。

(2)针灸调护:取中脘、足三里、脾俞、胃俞、内关穴,毫针刺以补法,可加灸法。痛时可胃脘部热敷、药熨;或艾灸中脘、足三里、神阙等穴。

(3)推拿调护:抹腹部自剑突下至脐下,摩腹;一指禅推上脘、中脘、天枢、气海、关元穴,摩全腹;按揉肾俞、脾俞、足三里穴;擦命门。

(4)饮食调护:饮食宜温热,有补中、益气、温胃作用的食品,如姜、葱、胡椒、花椒、桂圆、莲子、大枣、南瓜、扁豆、番茄、牛奶、鸡蛋、瘦肉、黄鱼、鳝鱼、河虾、胡桃等;忌生冷瓜果、油腻辛辣。可用吴茱萸粥(用饴糖1～2匙,温水化服,3次/天;或用粳米100 g煮粥,待米熟后下吴茱萸末3 g,生姜、葱白少许服用);或生姜红糖汤。饭前胃痛,可在饥饿时稍进糕点以缓中止痛。

(5)生活调护:本证患者遇寒则发,故应特别注意保暖,室温宜偏高,居室宜向阳。可用热水袋热敷上腹部。

三、预防与调养

(1)饮食有节,定时定量,勿暴饮暴食,戒烟酒,避免辛辣、油腻食物。

(2)保持良好的精神状态,注重劳逸结合,帮助患者克服不良情绪。

(3)注意胃脘部保暖,或用手掌自上脘向下按摩胃脘部,反复做 20 次,每天数次,可增强脾胃功能。

(4)查明引起胃痛的原因,积极治疗原发病,若反复发作,迁延不愈,应定期做有关检查,防止恶变。

第九章　手术室护理

第一节　手术室常用无菌技术

一、外科手消毒

(一)目的

清除及杀灭手部、前臂的暂居菌,尽可能将常居菌减少到最低程度。抑制微生物的快速再生,创造无菌条件,防止手部细菌进入手术切口所致手术部位感染。

(二)用物

手术专用鞋;洗手衣裤,口罩,手术帽,指甲剪;洗手池,感应水龙头,手清洁液,外科手消毒液,无菌擦手巾。

(三)准备

操作者洗手,戴手术帽、口罩,着装整洁、规范,指甲平短、清洁。不涂指甲油,不戴耳环、戒指、手镯、手链等饰物。

(四)操作程序及方法

1.洗手方法

(1)在流动水下充分淋湿双手掌→前臂→上臂下 1/3 段。

(2)取适量清洁液,均匀涂抹至双手掌、手背、手指、指缝及前臂和上臂下1/3处,彻底去除油脂及污垢。

(3)认真揉搓双手至少15秒,应注意清洗双手所有皮肤,包括指背、指尖和指缝,具体揉搓步骤如下:①掌心相对,手指并拢,相互揉搓;②手心对手背沿指缝相互揉搓,交换进行;③掌心相对,双手交叉指缝相互揉搓;④弯曲手指关节,使关节在另一掌心旋转揉搓,交换进行;⑤右手握住左手大拇指旋转揉搓,交换进行;⑥将五个手指尖并拢放在另一手掌心旋转揉搓,交换进行;⑦环行揉搓双手腕部、前臂至上臂下 1/3。

(4)流水冲洗双手→前臂→上臂下 1/3。

(5)使用擦手巾擦干双手、前臂和上臂下 1/3:取无菌擦手巾→擦干双手掌、手背→将三角巾放左侧前臂→右手握两角向上擦干前臂和上臂下 1/3→将三角巾翻转放右侧前臂→左手握住两角向上擦干前臂和上臂下 1/3。

2.外科手消毒方法

取适量手消毒剂涂抹至双手的每个部位、前臂和上臂下 1/3,并认真揉搓 2~6 分钟。①取适量外科手消毒液于左掌心;②右手指尖于左手掌内揉擦;③左手掌将外科手消毒液均匀涂抹于右手背→手腕→前臂→上臂下 1/3;④取适量外科手消毒液于右掌心;⑤左手指尖于右手掌内揉擦;⑥右手掌将外科手消毒液均匀涂抹于左手的手背→手腕→前臂→上臂下 1/3;⑦取外科手消毒液,掌心相对,手指并拢,相互揉搓;手心对手背沿指缝相互揉搓,交换进行;掌心相对,双手交叉指缝相互揉搓;弯曲手指关节使关节在另一掌心旋转揉搓,交换进行;右手握住左手大拇指旋转揉搓,交换进行;将五个手指尖并拢放在另一手掌心旋转揉搓,交换进行;环行揉搓双手腕部至消毒液干燥。

(五)终末处理

(1)无菌擦手巾使用后,无论有无污渍,都应清洁后再灭菌使用。

(2)洗手池、水龙头每天用自来水清洗处理。

(六)注意事项

(1)按七步洗手法搓洗双手、前臂至上臂下 1/3 处,尤其注意甲沟、指尖、腕部搓洗时,双手稍抬高,每次应低于前次洗手平面。

(2)流水冲洗手臂时,水从指尖、手掌、前臂至肘部淋下。手掌应处于较高位,以避免臂部的水返流到手掌,造成污染。

(3)用清洁液清洗双手并擦干才能取消毒液。

(4)用擦手巾擦干双手时,先擦干手掌,依次擦干前臂及上臂 1/3 处,擦手巾一用一灭菌。

(5)使用消毒液要均匀地揉搓至消毒液干燥方能戴无菌手套。

(6)消毒手及前臂时不能触碰他物,如触及其他部位或怀疑污染时应重新消毒。

二、穿脱封闭式无菌手术衣

(一)目的

穿封闭式手术衣,建立无菌屏障,创造无菌条件,树立手术人员无菌观念,明确无菌区域及活动范围,避免手术部位感染。

(二)用物

无菌器械台,手术衣,持物钳,手套。

(三)准备

操作者洗手,戴手术帽及口罩,着装整洁、规范,指甲平短、清洁,进行外科手消毒。

(四)操作程序及方法

1.穿封闭式无菌手术衣

检查无菌手术衣外包装有无破损、潮湿,包外灭菌指示胶带是否已灭菌;打开无菌手术衣外包布,观察包内指示卡变色达到灭菌要求;操作者实施外科手消毒后,单手取无菌手术衣;提衣领反面,面向无菌区退后一步抖开手术衣,沿衣领顺序展开找到左右袖口;将手术衣整体向上轻抛,双手快速插入衣袖内,两臂向前平行伸直,手不可伸出袖口外,不可高举过肩,也不可向左右侧外展,不可下垂过腰;采用无触摸式方法戴无菌手套,手套将袖口边缘压紧;巡回护士在其身后协助向后拉衣,系颈部、背部系带,轻推操作者示意系带完毕;操作者解开前胸系带,右侧系带末端递巡回护士,巡回护士用无菌持物钳夹持腰带,操作者原地逆时针旋转,于腰前系结;未执行操作时,双手放置于胸前。

2.脱手术衣

(1)他人协助脱手术衣:手术人员抱肘,巡回护士将手术衣肩部向肘部翻转,再向手掌方向脱下手术衣,如此将手套腕部翻转于手心丢弃于医疗垃圾袋内。

(2)个人脱手术衣:右手翻转手套,缩回袖口内,右手脱出解开后背及衣领系带,左手抓住手术衣右肩拉下。同法脱下左侧袖口,使手术衣外翻,污染面对污染面,保护手臂及其他部位不被污染。

(五)终末处理

(1)手术衣脱下后,无论有无污渍,布类衣物应清洗、消毒、灭菌后再使用。

(2)布类手术衣应放入蓝色污衣袋内集中处理。

（3）感染性手术应使用一次性手术衣,用后按医疗垃圾处理。

（六）注意事项

（1）手术衣必须清洁干燥,完整无破损。

（2）穿无菌手术衣必须在手术间内进行,有足够的操作空间,不得触及周围的人或物。巡回护士向后拉衣领时,双手不可伸出衣袖外。

（3）穿好手术衣,戴好手套,双手不得下垂至腰以下,高举不得超过锁骨连线,左右不得超过腋前线。

三、戴脱无菌手术手套

（一）目的

在进行严格的无菌操作时确保无菌效果,防止医护人员手部细菌进入手术切口,防止污染医护人员,从而保护患者及医护人员避免受到感染。

（二）用物

无菌手术台,手术衣,手套。

（三）准备

操作者进行外科手消毒,穿无菌手术衣。

（四）操作程序及方法

1.无触摸式戴无菌手套

洗手,戴手术帽及口罩;选择合适的手套型号,检查灭菌有效期,包装有无潮湿、破损;打开手套外包装,用持物钳取无菌手套置于无菌手术台上;操作者经外科手消毒,穿无菌手术衣后戴无菌手套;双手在衣袖内打开手套的内层包装纸,右手隔衣袖取左手手套,将手套指端朝向手臂,拇指相对,放在左手衣袖上,两手拇指隔衣袖插入手套反折部并将之翻转包裹于袖口。同法戴右手套,平整手套。

2.开放式戴无菌手套

双手在衣袖外打开手套内层包装,不可触及手套的外层;左手捏住两只手套的反折部,右手先伸入手套内,再用戴好手套的手伸入左手手套翻折内,帮助左手伸入手套内;最后将手套反折部翻转回盖住手术衣的袖口。

3.脱手套

操作完毕,洗净手套上的污迹;一手捏住另一手套腕部外面,翻转脱下,再以脱下手套的手插入另一手套内,将其翻转脱下。

(五)终末处理

一次性无菌手套使用后,无论有无污渍,均应按医疗废物处理。

(六)注意事项

未戴手套的手不可触及手套的外面,戴手套的手则不可触及未戴手套的手或另一手套的内面;发现手套破损,应立即更换。

四、无菌台的建立与整理

(一)目的

建立无菌区域(建立时间与开始手术的时间越接近越好),创造无菌条件,规范放置无菌器械及物品,供手术治疗使用。树立手术人员无菌观念,明确无菌物品与非无菌物品、无菌区域和非无菌区域的概念。

(二)用物

器械车,无菌器械包,持物钳,洗手盆,托盘。

(三)准备

操作者经外科手消毒,戴手术帽、口罩,着装整洁、规范。不戴耳环、戒指、手镯、手链等饰物,指甲平短、清洁,不涂指甲油。

(四)操作程序及方法

1.铺无菌器械台

(1)将器械车摆放在宽敞、明亮的手术间,踩下刹车制动,检查器械车清洁干净、无尘。

(2)检查敷料包灭菌有效,斜放在器械车的左上角,按对角、左角、右角和内侧角的顺序依次打开外包布,使左右下垂部分相等,使之平行覆盖器械车台面。

(3)用双手抓住敷料包内层包布的两端,提起放置在器械车的左上角。放下手中包布,避免跨越无菌区。将无菌包的上层桌布扇形折叠,开口向外,检查包内指示卡符合灭菌要求,建立无菌区。

(4)将无菌洗手盆或器械敷料包托举开包,按对角、左角、右角和内侧角的顺序依次打开外包布,右手抓住外包布的四角,将包内物品放入无菌区。

(5)分区放置手术用物:在无菌区的右下角放置无菌器械及敷料,左下角放无菌洗手盆、弯盘。洗手盆与器械间添加各类无菌物品,弯盘内放入手术刀片、缝针、缝线、无纺小纱布、小纱布等小件物品;洗手盆与器械间放置电刀笔、灯柄、纱布垫、手套、吸引管等,便于取用。

(6)三步法关闭敷料包:第一步,向内拉下扇形折叠的桌布左侧齐无菌桌内侧缘,开口向外;第二步,同法拉下右侧;第三步,双手同时拉住扇形折叠的外侧面,将桌布完全展开并下垂至器械车平面以下。

2.整理无菌器械台

(1)洗手护士外科手消毒后,由巡回护士打开无菌台。

(2)洗手护士穿手术衣,戴无菌手套后将纱布垫放于无菌器械车右下角。

(3)整理治疗巾,依次将治疗巾放在器械车右上角:①放备用治疗巾2张;②叠切口保护巾2张,若使用手术贴膜则将此治疗巾改为备用治疗巾;③叠4张切口巾,第1张折边向内,其余3张折边向外,传递给医师时,第1张治疗巾的折边面向自己,其余3张的折边面向医师;④将1张治疗巾打开对折,将吸引管、电刀笔、灯柄放入打包备用;⑤展开洗手盆内的治疗巾横向对折,铺在器械车左侧,洗手盆置于治疗巾下方,洞巾、中单、手术衣竖放此治疗巾上方,手套放洗手盆旁。

(4)打开器械包,检查包内指示卡是否达到灭菌要求。

(5)将包内治疗巾打开对折后,裹成条状,用来摆放备用器械。

(6)整理手术器械,将消毒钳放在洗手盆内。

(7)常用器械放在器械车的左下角。

(8)各类拉钩、特殊器械竖放器械台中间的正上方。

(9)刀柄装好手术刀片,并将刀柄放在弯盘下。

(10)将多余的包布叠好放在右上角治疗巾下,包裹器械的中单折叠好放在拉钩上面备用。

(11)整理、折叠、检查纱布垫,放在器械车右下角。

(12)小纱布用巾钳夹好放在治疗巾与纱布垫之间。

(五)终末处理

(1)无菌器械台使用后,器械、敷料、一次性用物分类处理。

(2)手术器械每台使用后密闭送供应室清洗、消毒、灭菌。

(3)布类敷料投入蓝色污衣袋密闭送洗衣房清洗、消毒,再送供应室包装、灭菌。

(4)一次性手术衣及其他用物按医疗垃圾分类处理。

(六)注意事项

(1)铺无菌台应在手术间进行,避开回风口、出入通道处,停止卫生清扫工作,操作轻。

(2)检查器械车桌面清洁、干燥,查无菌包名称、灭菌日期、有效期。

(3)开启无菌包,检查包内指示卡的灭菌效果。

(4)用双手开启和关闭敷料包时,应在器械车的两侧进行,目测无菌包的开口,分清包布的内外面,双手只能触及无菌包的外层,不可触及内层。

(5)整理无菌台时,无菌平面应在器械车平面上,器械、敷料超出无菌台视为污染,不得使用。

(6)铺好的无菌台超过4小时不能再用。

第二节　手术患者的安全管理

一、手术室患者的不安全因素与风险管理

(一)基本概念

手术室患者的不安全因素包括坠床、灼伤、压疮、手术部位错误、标本丢失、异物遗留、输错血等。

(二)防范措施

1.防止接错患者

到病房接患者时,应持手术通知单,核对患者姓名、性别、床号、住院号、手术名称、手术时间、是否禁食水、是否用过术前药等情况。

2.防止手术部位错误

根据手术通知单和病历核对患者姓名、诊断、术式、手术部位,清醒患者最好能自己确认。

3.防止用药错误或药物过敏

认真执行"三查七对"制度,执行口头医嘱时,巡回护士一定要重复一遍,无误后方能使用。注意观察药物反应。

4.防止输血错误

输血前必须两人认真查对血型、姓名、住院号等项目和配血单是否相符。检查血袋有无破损、溶血、絮状物等情况。输血过程中注意速度,保持通畅,观察有

无输血反应。两次输血间隔,用 0.9％生理盐水冲净。用过的血袋放在固定位置,患者离开后送血库保存。

5.防止电刀灼伤

使用高频电刀一定要按操作规程进行操作,负极板要平整放于肌肉丰富处,接触完整,患者的身体不能接触手术台金属部分,严防灼伤患者。电刀的功率应由小及大逐渐调节,术中随时注意观察负极板附着处,如有移位及时处理。

6.防止摔伤、碰伤和坠床

接送患者前,先检查推车是否完好,推送患者时要平稳,不要将患者手脚超出推车边缘,防止碰伤,将患者移向手术台时要固定推车,防止坠床、坠车,并陪伴在患者身边。对神志不清、昏迷、小儿患者接送时应更加注意。

二、手术患者的核对制度

(1)接患者时根据手术通知单和病历核对患者的姓名、性别、住院号、手术名称、手术部位、术前针是否注射,是否禁食水,是否导尿等。

(2)患者接入手术间后,巡回护士再次核对以上内容。

(3)麻醉前麻醉医师核对患者姓名、禁食水、术前针、手术名称、手术部位、所需麻醉方式等内容。

(4)开刀前医师、手术室护士、麻醉师再一次核对无误后方可手术。

三、手术室药品、血液制品的安全管理

(1)设有专人负责药品、血液制品的管理制度,包括药品的领取、摆放、检查、清点。

(2)定期整理药柜,保持药柜整齐、清洁,按药品有效期先后排序,有计划地使用。

(3)内用药和外用药分开放置,用明显标签区分。

(4)生物制品和需要低温保存的药品应放冰箱内保存,专人负责管理。

(5)麻醉药、剧毒药应专人、专柜、专锁、专处方、专登记本管理,建立严格的领取和使用制度。

(6)护士应熟悉常用药物的药理作用、用量、用途、使用方法、不良反应、配伍禁忌等。

(7)要严格执行药品查对制度,坚持三查七对。

(8)建立取血登记本,专人负责从血库取血。

(9)术中用药、输血后要及时在医嘱上签字并在护理记录单上记录。

（10）用后的血袋送血库低温保存。

四、手术室医用气体及手术设备的安全使用和管理

手术室内的医用气体有氧气、二氧化碳、氮气、氩气等，主要的手术设备包括手术床、无影灯、电刀、氩气刀、中心吸引装置等。

（1）定期对各种气体管路、设备进行检查、保养。

（2）每次使用后及时登记，发现问题及时上报，及时维修。

（3）专人负责。

（4）仪器、设备放置于指定的位置。

五、患者麻醉后的恢复护理

（1）固定好患者的肢体，给予适当约束，严防坠床。巡回护士在床边看护，不得离开。如果患者躁动，严禁暴力约束，加强床旁看护。

（2）保持吸引器通畅，密切观察血氧饱和度和呼吸幅度，及时发现病情变化，协助麻醉医师清理呼吸道。拔管后及时清理患者口鼻分泌物。

（3）提高室内温度，注意为患者保暖。看护患者时态度亲切，做好心理护理。

参考文献

［1］张薇薇.基础护理技术与各科护理实践［M］.开封:河南大学出版社,2021.

［2］王虹.实用临床护理指南［M］.天津:天津科学技术出版社,2020.

［3］张晓霞,于丽丽.外科护理［M］.济南:山东人民出版社,2021.

［4］陈凌,杨满青,林丽霞.心血管疾病临床护理［M］.广州:广东科学技术出版社,2021.

［5］张秀萍.外科疾病临床护理［M］.天津:天津科学技术出版社,2020.

［6］王秀兰.外科护理与风险防范［M］.哈尔滨:黑龙江科学技术出版社,2021.

［7］丁明星,彭兰,姚水洪.基础医学与护理［M］.北京:高等教育出版社,2021.

［8］刘楠楠.内科护理［M］.北京:人民卫生出版社,2021.

［9］王钰,王丽华,吴鹏飞.急救护理学［M］.镇江:江苏大学出版社,2020.

［10］沈晓岑,王雪菲.护理综合技能实训［M］.武汉:华中科技大学出版社,2019.

［11］李勇,郑思琳.外科护理［M］.北京:人民卫生出版社,2019.

［12］吴小玲.临床护理基础及专科护理［M］.长春:吉林科学技术出版社,2019.

［13］蔡华娟,马小琴.护理基本技能［M］.杭州:浙江大学出版社,2020.

［14］吕巧英.医学临床护理实践［M］.开封:河南大学出版社,2020.

［15］高正春.护理综合技术［M］.武汉:华中科技大学出版社,2021.

［16］王春雷.实用护理技术与护理教学［M］.长春:吉林科学技术出版社,2019.

［17］孙丽博.现代临床护理精要［M］.北京:中国纺织出版社,2020.

［18］程莘华,张卫军,王忆春.临床护理基础与实践［M］.长春:吉林科学技术出版社,2019.

［19］王秀卿.实用专科护理指导［M］.天津:天津科学技术出版社,2020.

［20］潘忠伦.临床专科常规护理［M］.北京:中国中医药出版社,2020.

［21］颜德仁.儿科护理［M］.上海:同济大学出版社,2020.

［22］程娟.临床专科护理理论与实践［M］.开封:河南大学出版社,2020.

［23］梁玉玲.基础护理与专科护理操作［M］.哈尔滨:黑龙江科学技术出版社,2020.

［24］杨志敏.临床护理探索与实践［M］.长春:吉林科学技术出版社,2020.

［25］周红梅.实用临床综合护理［M］.汕头:汕头大学出版社,2021.

［26］秦玉荣.临床常见管道护理规范［M］.合肥:中国科学技术大学出版社,2021.

［27］程宁宁.临床专科护理实践［M］.沈阳:沈阳出版社,2020.

［28］张纯英.现代临床护理及护理管理［M］.长春:吉林科学技术出版社,2019.

［29］张金兰.实用临床肿瘤护理［M］.沈阳:沈阳出版社,2020.

［30］刘奉,成红英.儿科护理［M］.武汉:华中科技大学出版社,2020.

［31］刘峥.临床专科疾病护理要点［M］.开封:河南大学出版社,2021.

［32］李雪梅.实用护理学与护理管理［M］.哈尔滨:黑龙江科学技术出版社,2021.

［33］戴波,薛礼.康复护理［M］.武汉:华中科技大学出版社,2020.

［34］李秋华.实用专科护理常规［M］.哈尔滨:黑龙江科学技术出版社,2020.

［35］吴雯婷.实用临床护理技术与护理管理［M］.北京:中国纺织出版社,2021.

［36］冯笑.内科护理沟通中存在的问题及解决措施［J］.世界最新医学信息文摘,2021,21(30):164-165.

［37］周付娇.基于护理实践技能为导向的护理技术教学改革的探索［J］.国际医药卫生导报,2021,27(3):343-345.

［38］张昱.股骨颈骨折患者术后应用阶段性康复功能训练对提高患者髋关节功能及降低患者疼痛的思考［J］.中国药物与临床,2021,21(3):462-463.

［39］张雪辉,韩春蕾,王钦习.急性阑尾炎患者临床诊断中多层螺旋CT的应用及其准确性研究［J］.中国CT和MRI杂志,2021,19(10):163-166.

［40］曹雪艳.股骨骨折护理的疗效观察［J］.中国伤残医学,2021,29(8):68-69.